Alcalino vs Ácido

Tips para adelgazar y retardar

el envejecimiento prematuro

Por

Berenice Suárez

Editora

Floribel Merced

Relevo de responsabilidad

Este libro no tiene la intención de diagnosticar o tratar alguna condición de salud en específico. Si entiende que tiene una condición de salud que puede tener alguna relación con lo que se describe a continuación, es importante que primero consulte a su médico. No comience ningún programa de ejercicios o de nutrición sin la aprobación de su médico. Está a su propio riesgo si decide implementar alguna de las sugerencias expuestas en este libro sin la debida consulta a su médico. Ni el autor o quien realiza la publicidad o venta de este libro asume responsabilidad alguna por el comprador o lector de este material.

Este libro es material relacionado a información general de la salud física para informar a personas mayores de 18 años de edad.

El libro tiene como único propósito el educar y no como una sugerencia médica. Por favor consulte a su profesional de la salud antes de comenzar cualquier programa de ejercicios, nutrición o de suplementación.

Para órdenes o servicios escribe a: *bereyflori@gmail.com*

Para conocer más sobre el autor visita:

Berenice Suárez – Página de autor

Tabla de Contenido

Introducción

¿Para quién es este libro?

Posiblemente seas de las personas que les gusta mantenerse en forma y vas al gimnasio cuatro o cinco veces por semana. Ya tienes una rutina establecida con un cuerpo físicamente envidiable pero no tienes tiempo para cocinar. Tal vez, parte de tu rutina es almorzar y cenar en la calle. De hecho, tu nevera apenas tiene lo necesario. Probablemente está llena de antojos y bebidas que compras por el camino.

Por otra parte, puede que seas una persona que no le gusta ir al gimnasio porque detestas sudar. Para mantenerte activo, algunas veces te pones los tenis y das una vuelta por el vecindario o un parque cercano. Afortunadamente, eres consciente de tu alimentación y tratas de alimentarte saludable para compensar tu falta de actividad física pero no tienes idea de qué alimentos comer o preparar.

A lo mejor eres de aquellos que no les gusta hacer ningún tipo de ejercicio o actividad física, pero tienes interés en aprender a comer más saludable. Te has comprado libros en Amazon, has devorado la Internet buscando respuestas a todas tus preguntas y te sientes más confundido que nunca. Tus compañeros de trabajo, familiares y amigos te recomiendan todos los días una dieta distinta; ya no sabes a quién escuchar.

Por otro lado, eres una persona que le gusta realizar deportes y actividades al aire libre. Además, tratas de comer lo más saludable posible cuando estás en tu casa. Sin embargo, cuando sales a comer afuera, el estrés del trabajo y/o las tentaciones te están matando. Tu estómago se inflama con frecuencia, padeces de gases o tienes problemas estomacales. Ya visitaste a tu médico y te recetó unas pastillas que te ayudan pero sabes que son alivios temporeros.

Probablemente, estás en el grupo de personas, que realizan ejercicios y actividades esporádicamente pero no eres consistente con tu alimentación. Comienzas una dieta por una semana y te sientes mejor por unos días. Como te privaste de tus antojitos por esa semana, tu cuerpo está en ataque de estrés y terminas rindiéndote en el primer restaurante chino, pizzería o "fast food" que encuentres.

Te has cuestionado, ¿Por qué se te hace difícil alimentarte saludable y dejar de padecer de esos problemas digestivos? ¿Por qué después de probar tantas dietas y programas de ejercicios te sientes sin vigor y bienestar? Tal vez te has hecho estas preguntas: ¿De qué vale estar en forma si cada día que pasa me siento más viejo (a)?
Por más que tratas, no puedes dormir ni descansar y para colmo, te levantas de mal genio. ¿Por qué tienes que privarte de las comidas que más te gustan, si ya haces ejercicios y sigues una dieta para rebajar esas libritas de más?

Tal vez rebajes, tal vez no...Quizás pierdas esas libras por un tiempo y recuperes el doble inmediatamente. Ahora, quiero que reflexiones por un momento con esta pregunta que te voy a hacer:

Si existen tantos programas y dietas excelentes para el control de peso, ¿Cómo te explicas que la obesidad sigue en ascenso a nivel mundial y es la causante de las principales condiciones de salud, como: la artritis, el sobrepeso, la diabetes, el colesterol, el cáncer y las condiciones cardíacas?

¿Qué debes saber?

La industria de la salud es una industria millonaria. La mayoría de las compañías y personas involucradas tienen sus propios intereses y les conviene mantenerte enfermo. En este libro te voy a explicar brevemente cómo funciona el sistema para que dejes de ser una víctima más y tomes control de tu vida.

¡Los programas radicales de ejercicios y las dietas milagrosas no funcionan permanentemente!

Si estás buscando soluciones rápidas o "quick fixes", este libro *no es para ti*. Ahora, si estás dispuesto (a) a enrollarte las mangas, a educarte y comprometerte con tu nutrición y estado físico, entonces este libro es para ti. Si es así, te invito a que trabajemos juntos para hacer cambios pequeños y permanentes para lograr el estilo de vida que te mereces y a la vez, puedas retrasar el proceso de envejecimiento prematuro.

¿Quién soy yo?

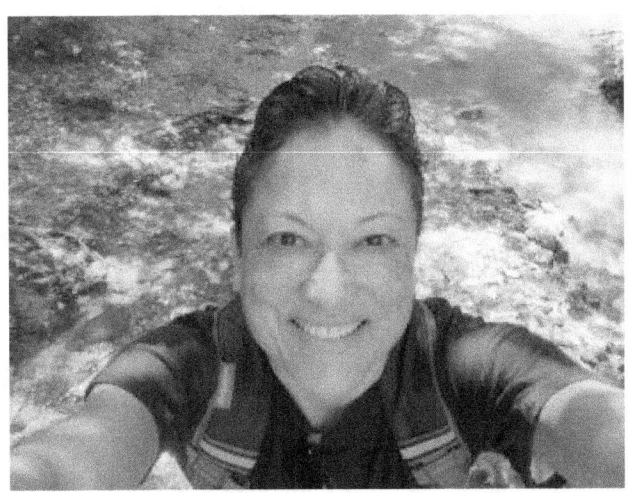

Soy Berenice Suárez, Health Coach y Entrenadora Personal
También soy directora del blog Vivir Simple y Saludable

Mi pasión por los ejercicios y la buena alimentación me llevaron a certificarme como "Senior Fitness Specialist" y Health Coach. Las certificaciones que he logrado no sólo son para entender cómo mantener en forma mi cuerpo mientras voy cambiando físicamente, sino para ayudar a otras personas que como yo, van entrando en la etapa de los tá.... 40, 50, 60.

"Una etapa caóticamente hermosa si se lleva con buena salud"

No se trata de mantenerte en forma como un Ken o una Barbie. Pero sí te mantenerte funcional, que tengas la capacidad de realizar tus actividades básicas del diario vivir. Lograr tener la energía y la vitalidad todas las mañanas al levantarte. Sentir tu cuerpo saludable tanto por dentro como por fuera. En fin, que puedas gozar al máximo de todas las actividades que realices y lugares que visites. *¡Recuerda la edad es sólo un número!*

Mi mensaje es:
"Los genes establecen lo que podrías ser, pero tu estilo de vida determina en lo que realmente te conviertes"

No soy una atleta ni una "gurú" del bienestar con títulos ostentosos dentro de la salud como *Dr.Oz*. Tampoco soy una entrenadora famosa como *Jillian Michaels* o *Bob Harper.* Mi misión no es predicarte o decirte que esto es lo único y lo mejor, pero sí encontrar la verdad detrás de tanto programa en la industria para balancear tu cuerpo y retrasar el envejecimiento prematuro.

Yo también encontré luchas con mi peso, en mantener mi "stamina" o resistencia y vitalidad; alimentarme saludable y evitar la ansiedad era una lucha constante. Fui parte de las dietas "yo-yo", las cuales descontrolaron mi metabolismo.

Finalmente, tomé control de mi vida, mi salud y me eduqué. Aprendí a nutrir mi cuerpo, a realizar actividades para reducir el estrés emocional y físico para retardar el proceso de envejecimiento prematuro. En otras palabras, me dediqué a buscar la parte que le hacía falta a la ecuación del *20% de Ejercicio y 80% de Nutrición.*

¿Qué vas a lograr con este libro?

Con este libro conseguirás:

- Entender cómo trabaja el pH del cuerpo, cómo puedes monitorearlo y reconocer los síntomas cuando tu cuerpo está ácido o enfermo para hacer los ajustes inmediatamente.

- Reconocer la importancia de una buena alimentación. Saber por qué una nutrición balanceada te ayudará a mantener tu peso ideal.

- Identificar los alimentos que te ayudarán a balancear tu cuerpo a nivel celular, previniendo condiciones crónico-degenerativas.

- Tener las herramientas y el conocimiento para crear hábitos que te ayudarán a tener un estilo de vida saludable para alcanzar el bienestar físico, mental y emocional.

Con el aumento de tantas condiciones crónicas, incluyendo la obesidad y el envejecimiento prematuro, es esencial que tomemos control de nuestro cuerpo. Es necesario educarnos y saber cómo nutrir a esa máquina perfecta que nos da la vida.

Sin importar tu creencia espiritual, vivir en este momento es un regalo, y es mucho el daño que las personas se ocasionan con dietas y ejercicios inadecuados. Ya es tiempo de tomar la salud en general en nuestras manos a través del conocimiento. No hay excusas.

No es una Dieta, es un Estilo de Vida

Muchas personas me preguntan: "Berenice, ¿Puedes recomendarme una dieta para bajar de peso?, quiero bajar el abdomen, los muslos, las caderas. ¿Qué debo comer para reducir la grasa en estas áreas? Una amiga me recomendó esta dieta... ¿Qué tú crees, vale la pena?, vi en la televisión un anuncio que te garantizan bajar de peso en 30 días comiendo comidas que te las envían por correo sin hacer ejercicios, ¿Crees qué debo intentarlo?" *¡LA RESPUESTA ES NO!*

No se trata de una dieta milagrosa, radical o como quieras llamarla, se trata de cambiar tus hábitos y tu forma de responder a las circunstancias a tu alrededor. Como siempre lo menciono en mis libros, el bombardeo de campañas de mercadeo o "marketing" de las compañías en la industria de control de peso está fuera de control.

La pregunta es, ¿Podemos detenerlo? Te contesto: NO. ¿Por qué? Porque la industria del control de peso y la salud son un negocio redondo para la mayoría de las compañías involucradas: las aseguradoras, los médicos, hospitales, supermercados, restaurantes, en fin, todas las personas envueltas de una u otra forma en el cuidado de tu salud. En nuestro blog, vivirsimpleysaludable.com, explicamos los beneficios ocultos para la industria de la salud al mantenerte enfermo. Haz clic al enlace para leerlo: *"Negocios de nutrición - los sistemas de salud no quieren que sepas esto"*

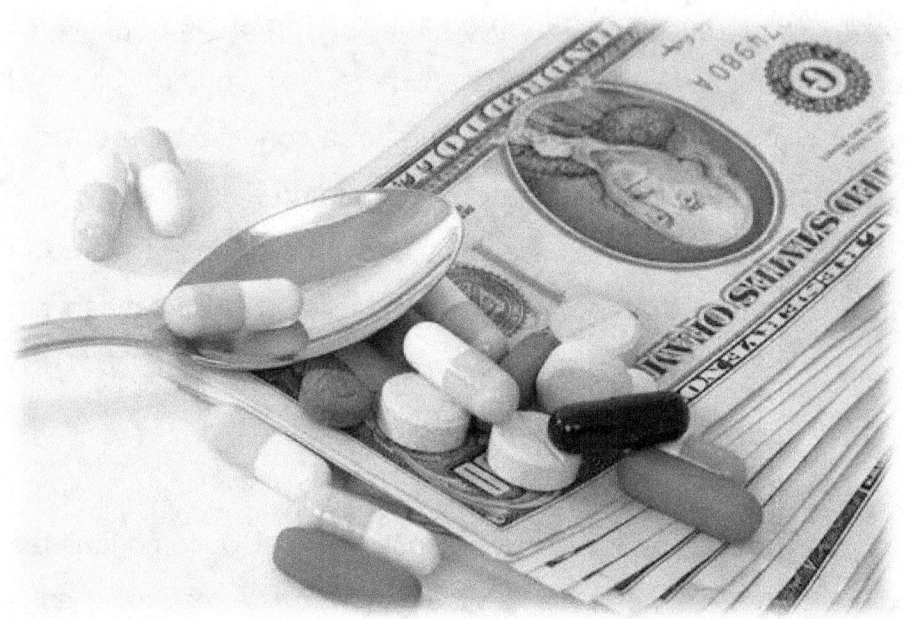

Seamos honestos, la mayoría de las personas se les hace difícil mantener un peso estable, aun haciendo dietas, pasando hambre y realizando ejercicios como dementes. De acuerdo al *"US Center for Disease Control and Prevention"*, 66% de los americanos mayores de 20 años de edad están en sobrepeso y aproximadamente el 34% están obesos. Por otro lado, encontramos que los libros que se están vendiendo más rápido son los de Dietas o "Diet books".

La mayoría de los libros y programas de dietas son enlatados o radicales. ¿Qué significa esto?

Que todas las personas somos fisiológicamente distintas.

Además, la alimentación de las personas es diferente de acuerdo

a su cultura y ubicación geográfica.

Por ejemplo, las personas que viven en Francia se alimentan distinto a las personas en los Estados Unidos. *La cadena CBS* explicó en un reportaje el menú de los estudiantes en Francia y cómo se compara con el menú servido en las escuelas en los Estados Unidos. *Haz clic aquí para ver el reportaje.*

De igual manera, la escritora *Mirelle Guiliano*, en su libro *"French Women Don't Get Fat"*, explica que el ser extremista no es parte de la cultura de los franceses. Sin embargo, los americanos se enfocan en arreglos rápidos o "quick fixes" y medidas extremas. En las dietas como en otros programas, esto puede trabajar por un tiempo, pero no es una forma de vivir.

Yo estoy completamente de acuerdo con Guiliano, porque nuestro cuerpo fue creado para mantener un balance perfecto, como cualquier otra máquina. Ahora, si lo vamos a reprimir de consumir alimentos que son necesarios para realizar su proceso metabólico, va a reaccionar en forma negativa. Por ejemplo, al desestabilizar el metabolismo, enfermándose y envejeciendo prematuramente.

Cuando las personas comienzan una dieta radical: "low carbs" o baja en carbohidratos, de batidos o "shakes" solamente, líquidos, "high proteins" o programas altos en proteínas, "frozen foods" o comidas congeladas entre otras, terminan sin saber cómo mantener su cuerpo balanceado sin necesidad de esa *ayuda temporera*. Es aquí donde viene el efecto "yo-yo" o bajadas y subidas de peso. Comienza a circular en tu mente la frustración, la depresión, la ansiedad entre otros factores, que son la respuesta de tu cuerpo en decirte:

¡Para, basta ya, me estás fastidiando chico(a)!

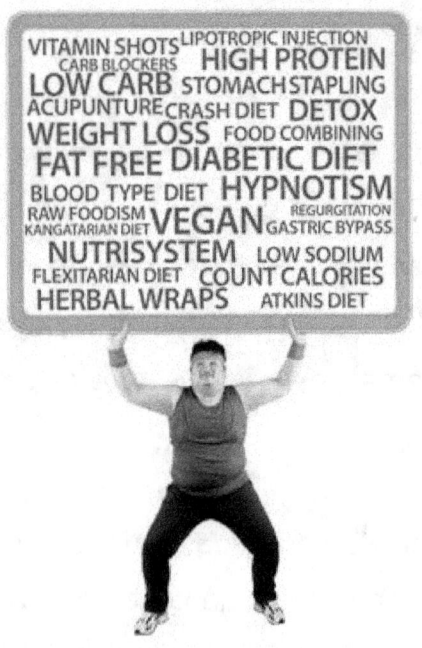

Para que puedas entender tu cuerpo y la forma correcta de alimentarte, te voy a explicar brevemente la alimentación en las cinco principales culturas a nivel global y el surgimiento de la alimentación de la comida rápida. De esta forma estarás preparado(a) para combatir este arsenal de anuncios de dietas y programas de ejercicios milagrosos que prometen cambios radicales en poco tiempo.

Recuerda el conocimiento es poder. Tú tienes la capacidad de elegir qué es lo mejor para tu cuerpo, mente y espíritu, no lo dejes en manos de otros.

Sazón y variedad en la cultura latinoamericana

Latinoamérica tiene una mezcla de culturas: indios nativos, africanos, españoles e italianos. Esta combinación de razas promueve variedad en la alimentación de las personas de esta región. Debido al tamaño del área geográfica desde la Patagonia hasta México, vamos a encontrar diferencias en la gastronomía. Por ejemplo, al sur es común el consumo de carne roja, principalmente en forma de asados.

La influencia de las diferentes tribus indígenas aporta alimentos esenciales. Tenemos las hortalizas, como: arroz, maíz, papa, plátanos y yuca. Los granos como: frijoles y lentejas. Por ejemplo, los panes y las tortillas no pueden faltar en la comida latina. La ubicación geográfica incentiva la pesca y el consumo de mariscos, pescados y arroces típicos de la región. Además, el clima favorece el cultivo de frutas exóticas, como la piña, papaya, mango, guanábana, banana, guayaba entre otras.

Moderación y libertad en la cultura europea

Como lo menciona la escritora *Mireille Guiliano*, en Francia al igual que muchos países de Europa, la alimentación es moderada. En otras palabras, los platos se caracterizan por pequeñas porciones y más variedad en los ingredientes que se consumen. Esto se debe a la influencia de las dos guerras mundiales y al hambre que sufrieron las personas de los países ocupados en Europa. Es decir, la población se acostumbró a comer en moderación. Actualmente, el consumo de quesos, "dark chocolate" o cocoa, té, vino, frutas y vegetales son esenciales en la alimentación diaria.

De acuerdo a la *EUFIC - Europan Food Information Council,* "Las frutas y verduras son un elemento importante en una dieta sana y equilibrada tanto si forman parte de la comida principal o como aperitivo. La mayoría de los europeos asocian una dieta sana al consumo de frutas y verduras y muchos de ellos creen que su dieta es sana."

Pasión y entrega en la cultura africana

La gastronomía de África tiene gran variedad por la influencia al norte de la cultura mediterránea, al sur por la cultura oriental y al noroeste de las culturas árabes y turca. Esta diversidad se refleja en los sabores intensos de las comidas, algunas veces hasta picantes. La mayoría de los platos están acompañados de verduras y legumbres, como maíz, mijo, cassava o yuca y arroz.

Entre los ingredientes más utilizados están los aceites, jengibre, coco, maní y plátanos verdes. Las carnes y el pescado son la base de la alimentación. Los postres se confeccionan a base de frutas frescas, como mango, "passion fruit" o maracuyá, papaya entre otras. Los platos típicos están mayormente acompañados de pescado por la facilidad de la pesca debido a la ubicación geográfica.

Longevidad y sabiduría en la cultura asiática

La alimentación en Asia es una mezcla de platos vegetarianos y occidentales. La base de la gastronomía asiática es el pescado, carnes, arroz, soya, vegetales, especias, como curri, y té. Además, es baja en el consumo de azúcar. La mayoría de los platos se preparan con arroz. De igual manera, se consumen los fideos o "noodles", frutas secas, algas, vegetales, semillas y los derivados de la soya como el tofú y miso. En ciertas áreas, por la religión islam, no se puede consumir carne de cerdo.

La base de la alimentación asiática son los pescados grasos o azules que son fuente de omega-3. Por esta razón, los asiáticos son reconocidos por su longevidad y bajo índice de condiciones cardiovasculares. Por otro lado, el consumo de productos lácteos es bajo, excepto en la India.

Celebración y gratitud en la cultura mediterránea

La posición estratégica del mar Mediterráneo ha permitido por años el comercio e intercambio de culturas, forjando así el desarrollo de la cultura occidental actual. La gastronomía mediterránea no es una dieta o forma de alimentarse sino un estilo de vida. Aquí se combinan ingredientes, técnicas y recetas con un estilo de vida activo.

La cocina mediterránea se caracteriza por el consumo de ingredientes locales, frescos y de temporada, los cuales se comen con moderación. La mayor parte de los platos se preparan con alimentos de origen vegetal, ricos en fibra, vitaminas y antioxidantes. Además, de vegetales, legumbres, frutos secos y frutas. Dos elementos esenciales en la cocina son el aceite de oliva y el vino.

Los beneficios a la salud de la comida mediterránea son tan amplios que la UNESCO - *Organización de las Naciones Unidas para la Educación, la Ciencia y la Cultura,* la reconoció como Patrimonio Cultural Inmaterial de la Humanidad en el 2013. La organización le otorgó la mención basada en el significado de la alimentación en la vida de las personas:

"El acto de comer juntos es uno de los fundamentos de la identidad y continuidad cultural de las comunidades de la cuenca del Mediterráneo. Es un momento de intercambio social y comunicación, y también de afirmación y renovación de los lazos que configuran la identidad de la familia, el grupo o la comunidad."

Consumismo y urgencia en la cultura anglosajona

La gastronomía autóctona de Norteamérica proviene de los indios nativos americanos. Actualmente, es una fusión de muchas culturas inmigrantes de Asia, África, Europa y Latinoamérica. En el comienzo del siglo pasado, alrededor de 1905, Norteamérica era un sitio donde no existían restaurantes de comidas rápidas o "fast foods". En las ciudades podías encontrar pequeños negocios locales, los cuales preparaban los platos con ingredientes típicos de la región.

Años después, la tecnología permitió el desarrollo de la fabricación de alimentos en masa. De igual manera, los anuncios publicitarios comenzaron a cambiar la mentalidad de las amas de casa, dejando de cocinar para ahorrar tiempo al comprar productos procesados. El mejor ejemplo es el pan y los demás alimentos para hornear.

Entre 1910 y 1930, los americanos aumentaron el consumo de comida procesada y se estableció la moda de la "dietas". Actualmente, encontramos "fast foods" por todas partes, desde comida china, mexicana, pizzerías, hamburguesas y muchos más. El bombardeo publicitario de grandes compañías cambió la alimentación, llevando a las personas a consumir alimentos cargados de preservativos, químicos y hormonas.

Por ejemplo, la popular hamburguesa tiene su origen en la cultura europea. No me malinterpretes, si la preparas en tu casa con carne baja en grasa y orgánica, con vegetales frescos y pan de granos enteros o "whole grains", tendrás una posible comida saludable. No como carne, pero no juzgo a los que así lo hacen. El problema es que la mayoría de las personas las compran en los "fast foods" en combo agrandado con refresco de 32 onzas, papitas fritas y una galleta "chocolate chip" de postre. En estos sitios el contenido nutricional es deficiente, sin contar con los preservativos de las comidas procesadas. En otras palabras, es comida "chatarra". Para que conozcas más sobre esta industria, te invito a que leas el artículo en mi blog: *"Por qué debería renunciar a los alimentos procesados".*

Si comparamos el estilo de vida de los norteamericanos con otras culturas, podemos ver una gran diferencia. Como resultado, la alimentación y el consumismo amenazan la calidad de vida de las personas, aumentando el número de condiciones como diabetes, hipertensión arterial, obesidad mórbida, cáncer, problemas cardiovasculares entre otras.

Después de ver los orígenes en la alimentación de las culturas a nivel global, nos damos cuenta que cada una tiene sus propias características determinadas por su estilo de vida, ubicación geográfica y otros factores. Con este libro no pretendo darte una clase de nutrición, geografía o historia. El punto que quiero que veas es que todas las personas somos fisiológicamente distintas. En adición a esto, nuestra cultura y estilo de vida van a determinar en qué nos vamos a convertir.

Te voy a dar un ejemplo, hace varios meses conversaba con el dueño de un restaurante vietnamita porque me daba curiosidad ver que la mayoría de las personas asiáticas son delgadas y se ven saludables. Sin embargo, aquí en los Estados Unidos los restaurantes chinos y otros de origen asiáticos venden arroz frito, papas fritas, pollo frito y muchos platos repletos de grasa, salsas con alto contenido de azúcar y harina.

Le pregunté: "¿Ustedes comen la misma comida que sirven en sus restaurantes? Si es así, ¿Cuál es el secreto para mantenerse en forma comiendo de esa manera?" Me miró y sonrió diciendo: "Nosotros preparamos esa comida llena de grasa, sal y azúcar porque la cultura occidental nos la pide. Te voy a dar un ejemplo, el arroz frito y los otros platos fritos son una adaptación para satisfacer la demanda de nuestros clientes en América. En nuestros países y en mi casa comemos arroz blanco hervido sin sal ni aceite, la sopa tiene muchos vegetales y pescado crudo. Además, como parte de nuestra cultura, utilizamos los palitos o "shopsticks" para comer lentamente, con moderación y poder disfrutar la comida. El americano lo quiere todo rápido."

Otro ejemplo, es mi vida antes y después que salí de mi país en 1991. Cuando emigré de Colombia en busca del famoso "sueño americano", me dejé llevar por los nuevos manjares de las diferentes culturas en Estados Unidos. Además, seguía con las mismas costumbres de mi tierra, visitando frecuentemente los restaurantes colombianos y ordenando lo menos saludable del menú. El resultado fue 25 libras demás y un aumento en el riesgo de contraer problemas cardíacos.

Finalmente, decidí no ser una estadística más en mi familia y tomé la decisión de cambiar mis hábitos alimenticios y mi rutina diaria. En otras palabras, elegí un nuevo estilo de vida. De eso se trata estar saludable; tener un bienestar físico, mental y espiritual. Nosotros no tenemos control del sitio donde nacemos, del ambiente en el cual crecemos, de la cultura a la cual pertenecemos, pero sí tenemos el control de cómo reaccionamos a esos factores. Tenemos el poder de elegir cómo vamos a alimentarnos, cómo vamos a ejercitar nuestro cuerpo, los hábitos que vamos a crear y de las personas que queremos a nuestro alrededor.

Después de 25 años viviendo en los Estados Unidos y con 47 años, te puedo decir que me siento en el mejor estado físico, mental y espiritual de mi vida. La edad no es un número, es un estado mental.

El viajar, la nutrición, hacer ejercicios, practicar deportes al aire libre, beber una copita de vino tinto diario, disfrutar de una buena lectura y hacer actividades que promueven el bienestar y la salud son parte de mi estilo de vida. Te puedo decir con seguridad que como casi de todo (no carnes) pero con moderación. No creo en la dietas, ni programas radicales de ejercicios, pero sí creo y promuevo un estilo de vida.

Como parte de este proceso de transición para lograr el estilo de vida que te mereces es necesario que te eduques, como lo mencioné al comienzo del libro. Lo primero que tienes que hacer es aprender más sobre nutrición o cómo alimentarte correctamente. En eso te voy a ayudar un poco. Por lo tanto, te voy a explicar cómo trabaja el pH de tu cuerpo para que puedas mantenerlo balanceado y trabajando eficientemente.

En los próximos capítulos te voy a aclarar cómo tu cuerpo nace perfecto como la maquinaria de un reloj y cómo se va volviendo ácido o enfermo por los alimentos que ingieres, el medio ambiente, el estrés y la falta de actividad física.

El resultado = envejecimiento prematuro.

El pH es la clave para el Balance Perfecto

Cuando analizo los factores que están en mi entorno y de los cuales no tengo control, como la maquinaria publicitaria que ofrece comidas y bebidas chatarras, me doy cuenta que son los causantes del deterioro de nuestra capacidad funcional, mejor conocida como envejecimiento prematuro, o de tantas enfermedades que están acabando con nuestra sociedad.

Diariamente, nos vemos bombardeados por anuncios de restaurantes de comidas rápidas con menús de pollo frito, hamburguesas, tacos, burritos, pizzas o pasta, los cuales son ofrecidos en combo agrandado con papitas fritas y refrescos.

Si caminas por tu vecindario o áreas urbanas encontrarás panaderías y supermercados con vitrinas grandísimas llenas de pastelillos, panes, dulces y todo tipo de antojitos repletos de azúcar y harinas refinadas. Por otro lado, si desvías la mirada hacia los "billboards" o letreros, los verás cargados de mensajes con comidas altas en grasa, sal y azúcar. La combinación perfecta para motivar tu mente a comer más *sin mesura*.

De igual manera, tenemos los negocios locales preparando comidas típicas, que tanto amamos, como: comida asiática, mexicana, italiana, alemana, americana entre otras, que te sirven platos inmensos con carnes y embutidos de todas las clases, acompañados de arroz blanco o arroz frito, pastas, tortillas y panes. Agrégale a esto las salsas picantes y condimentadas.

¡En fin una bomba de tiempo para tu estómago!

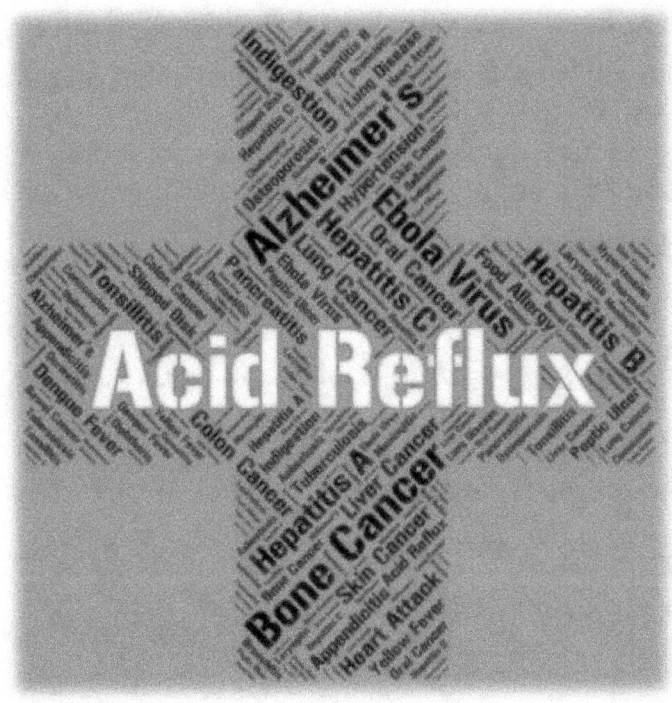

By: freedigitalphotos.net

También tienes las estaciones de gasolina y los "vending machines" o máquinas dispensadoras cargadas de refrescos, bebidas energéticas, jugos y todo tipo de bebidas altas en azúcar, preservativos y endulzantes artificiales.

Como si esto no fuera suficiente, tenemos los famosos "food trucks" o camiones de comida rápida que están de moda y los encuentras en los parques y actividades públicas.

Hay sus excepciones. Vas a encontrar entre ellos buenas opciones al igual que en los restaurantes que te mencioné anteriormente. Lo que sucede es que la publicidad está enfocada en las peores alternativas para nuestro cuerpo y salud en general.

La respuesta es obvia, todos estos productos son altos en azúcar, grasas saturadas y sal, sin olvidar que están químicamente modificados. Como lo menciono en el artículo: *"Por qué comemos AZÚCAR, GRASA Y SAL,"* los manufactureros y dueños de restaurantes saben que estos alimentos son altamente perjudiciales para tu salud porque causan **oxidación** a tu cuerpo y al final te enferman. Si te enfermas, vas al médico y comienza la cadena comercial dentro del mercado de la supuesta "salud".

Ahora, tu como consumidor tienes el poder de educarte y conocer más sobre los alimentos que llevas a tu boca, tienes el poder de elegir qué establecimientos visitas o qué productos metes en tu carrito de compra cuando vas al supermercado.

Recuerda que mantenerte enfermo y enajenado de la realidad representa para la industria farmacéutica, aseguradora, médica y de comida una enorme cantidad de dinero que no están dispuestos a perder.

Es importante que conozcas sobre cómo trabaja tu cuerpo. Lo primero que tienes que entender es que tu cuerpo es una máquina completa y que está diseñado para mantener un balance perfecto.

Desde que nacemos estamos expuestos a agentes o factores externos, como la polución ambiental, el estrés, los químicos, los pesticidas, el agua que utilizamos para bañarnos, para preparar los alimentos o para beber, los alimentos y bebidas que ingerimos. Todos estos desequilibran nuestro cuerpo.

La mejor forma de saber si nuestro cuerpo está en equilibrio es midiendo el pH de la sangre. Así sabremos los niveles de alcalinidad y acidez. Lo primero que te voy a enseñar es lo que es el pH y qué hace tu cuerpo para equilibrarse y mantenerse saludable.

¿Cómo funciona el balance de Alcalinidad y Acidez?

Según la *Environmental Protection Agency* de los Estados Unidos, la acidez o alcalinidad corresponden a la forma en que se clasifica la reacción de cualquier elemento. Para medir el grado de acidez o alcalinidad se utiliza una escala de pH (potencial de hidrógeno) que comienza de 0 (extremo ácido) hasta el 14 (extremo alcalino), en el centro está el 7 (valor neutro). El significado de estos números es lo siguiente: los valores de acidez van de 0 a 7 y los valores de alcalinidad de 7 a 14.

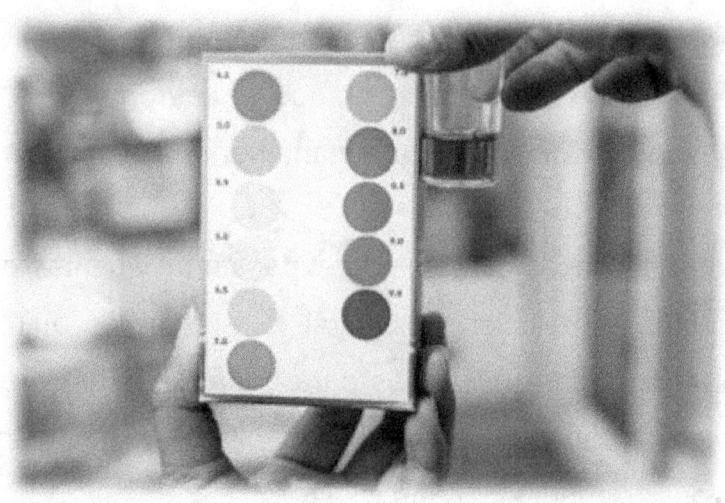

By: freedigitalphotos.net

Estas escalas te dicen dónde estás, pero recuerda que alcalino no significa bueno o ácido malo. Ambos factores se necesitan y se complementan. Más adelante, te explicaré cómo funcionan y la correlación en los diferentes alimentos que ingerimos.

Primeramente, debes entender que todas las células en nuestro organismo necesitan alimentarse, renovarse y eliminar residuos. Durante este proceso la sangre tiene dos funciones importantes: transportar nutrientes como el oxígeno y eliminar toxinas que se producen en el proceso de transformación de los nutrientes, mejor conocido como *metabolismo*.

En otras palabras, se produce un proceso de combustión celular que libera calor corporal. Los desechos que se expulsan son ácidos por lo cual deben ser eliminados rápidamente a través de los pulmones, la piel, los riñones o el intestino.

Para realizar estos procesos la sangre debe estar en un margen de 7,35 a 7,45. Cuando la sangre sobrepasa estos límites, pierde la capacidad de almacenar oxígeno y de eliminar desechos tóxicos.

El metabolismo celular requiere que el cuerpo se mantenga circulando sustancias alcalinas para neutralizar la acidez producida por la combustión. El problema está cuando tenemos una alimentación alta en elementos ácidos, el cuerpo percibe la carencia y desarrolla mecanismos para mantener el equilibrio necesario.

La mejor forma del cuerpo balancearse es robando los nutrientes que necesitan los órganos vitales para compensar el desequilibro. Como lo menciona Enrique González, director de Bioenergía Humana (BHU) y nutricionista terapéutico:

"La sangre es el director". Siempre procurará que su índice de pH no se mueva del 7,4. "Y si se lo ponéis difícil, ya se encargará de robar minerales para que la cifra permanezca". Las oscilaciones del pH de la sangre son casi nulas (+/- 0,04), y por tanto no se suele medir. "Lo que solemos medir son otros líquidos del cuerpo como

la saliva y la orina. Si están ácidos es que están cediendo a la sangre, y si están alcalinos no".

Como consecuencia, van a aparecer una serie de síntomas como es el cansancio, dolores de cabeza, problemas digestivos, desgaste de los huesos, problemas respiratorios, degeneración de las articulaciones, desmineralización de las uñas y el cabello, entre otros. Si pasa el tiempo y no se enmienda el daño, estos síntomas se convierten en enfermedades.

Cuando el cuerpo está ácido por largo tiempo se produce oxidación o corrosión en las arterias, tejidos y en las venas. Al estar obstruidas el paso del oxígeno disminuye, lo cual propicia la creación de hongos, gérmenes y bacterias. Esto produce a su vez enfermedades crónicas, incluyendo ataques cardíacos, diabetes, colesterol, artritis, derrames cerebrales, cáncer, obesidad y envejecimiento prematuro.

En otras palabras, el cuerpo humano es como el motor de un carro. Para funcionar debes darle mantenimiento, cambiarle el aceite y el filtro constantemente para que esté *alcalino lubricado* y pueda funcionar eficientemente. Si no lo haces, el motor comenzará a desgastarse y a corroerse porque está *ácido oxidado* y eventualmente, dejará de funcionar.

Un ejemplo de cómo trabaja este proceso de equilibrio en tu organismo es cuando trabajas y después de muchas horas sin parar te sientes cansado y sin ánimo de hacer nada. Entonces, decides hacer una pausa, te pones los tenis y sales a caminar. Después de unos minutos de estar tomando oxígeno, tu cuerpo se siente con más energía y vigor. Lo que sucedió con esa caminata es que el oxígeno quemó los ácidos orgánicos y los eliminó a través de los pulmones.

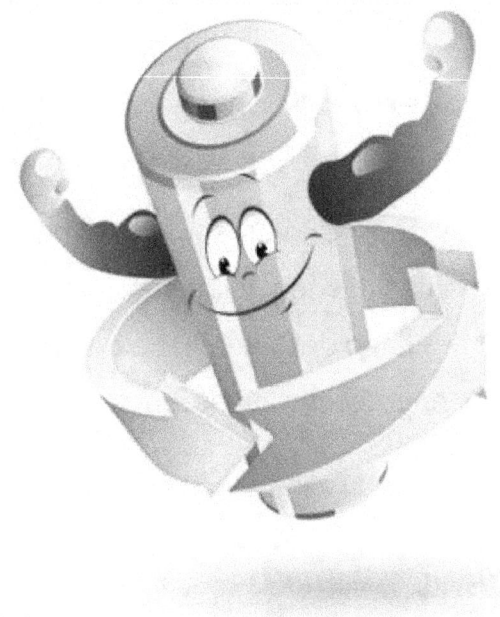

By: freedigitalphotos.net

Ahora, tu sangre está limpia, oxigenada y se han liberado hormonas, como la serotonina, dopamina y endorfinas que te dan la sensación de bienestar y felicidad. En otras palabras, después de realizar cualquier actividad física o ejercicio nuestro cuerpo genera estas hormonas que son las causantes de la disminución del estrés y la ansiedad.

En el proceso de equilibrio ácido y alcalino, los minerales tienen una función muy importante. Por ejemplo, los alimentos ricos en azufre, fósforo y cloro tienden a ser ácidos. Por otro lado, los que tienen alto contenido de calcio, magnesio, sodio y potasio suelen ser alcalinos. Sé que es mucha información, pero voy a ayudarte a que puedas diferenciarlos.

Conoce la diferencia entre alimentos alcalinos y ácidos

Es importante conocer cuáles son los alimentos ácidos y los alcalinos. Los alimentos tienen distintos grados de acidez o alcalinidad. El agua regular o destilada tiene un pH 7 (Neutral) vs las bebidas gaseosas y energéticas, altas en azúcar, son ácidas (pH 2.5).

Recuerda la importancia de ingerir suficiente agua diariamente para ayudar a equilibrar el PH de tu organismo mediante la eliminación de toxinas.

Cuando te menciono el agua, me refiero al agua pura. En mis charlas las personas me responden a la pregunta: "Berenice yo tomo mucho líquido, entre ellos refrescos, jugos, café y bebidas energéticas entre otros."

Todo esto no cuenta para desintoxicar e hidratar tu cuerpo. Lo que hacen es contribuir al aumento de tus niveles de acidez en la mayoría de los casos.

Todas las frutas y verduras son alcalinizantes. Ahora, si bien la fruta tiene un pH bajo (o sea que resulta ácida), no tiene la misma reacción química dentro de nuestro cuerpo. Un alimento puede ser ácido afuera, pero comportarse alcalino dentro de nuestro organismo. Es el caso del limón o de la miel. Ambos tienen un pH ácido, pero una vez hacen contacto dentro de nuestro cuerpo se vuelven alcalinos.

De igual manera, vemos una reacción adversa cuando cocinamos los alimentos. Entre un 40 a 60 % de los elementos minerales y un 95% de las vitaminas se pierden en el agua de cocción de las verduras. Por lo tanto, es esencial conocer el proceso de preparación de los alimentos para evitar que el contenido alcalino disminuya o se pierda completamente.

Por esta razón, las personas en la cultura oriental cocinan las verduras al vapor en cestas de acero o bambú sin estar en contacto con el agua. Por otro lado, encontramos también los caldos o sopas que tienen gran contenido nutricional, los cuales mantienen toda la alcalinidad de las verduras y brindan muchos beneficios para las personas enfermas. La gráfica a continuación te explica en más detalle cuáles son los alimentos alcalinos y los ácidos.

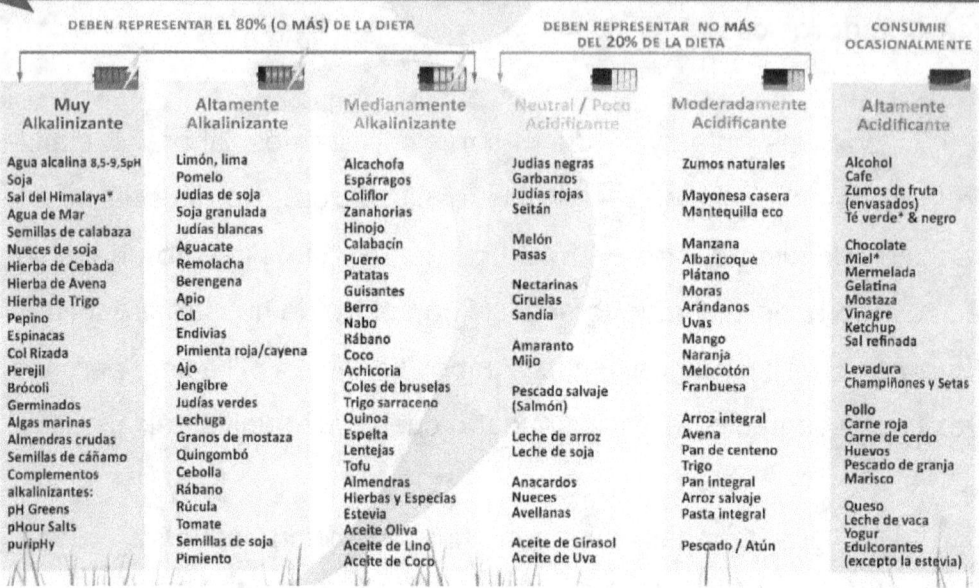

Básicamente, esta tabla clasifica los alimentos por categorías y niveles de acidez o alcalinidad. En otras palabras, establece una comparación de los más alcalinos a los más ácidos.

Aquí te muestro una lista más generalizada de varios alimentos alcalinos y ácidos básicos. Estos alimentos pertenecen a diferentes categorías, así que los puedes relacionar con otros alimentos similares a ellos para conocer su nivel del pH.

Alimentos Alcalinos

VEGETALES	FRUTAS	OTROS
Ajo	Manzana	Vinagre de Sidra de
Espárragos	Chabacano	Manzana
Vegetales	Aguacate	Polen de Abeja
fermentados	Plátano (alto en	Lecitina Granulada
Berros	glicemia)	Cultivos Pro- bióticos
Betabeles	Melón	Jugos verdes
Brócoli	Cerezas	Jugos de Vegetales
Colecitas de Bruselas	Grosellas	Jugos de Fruta Fresca
Col	Dátiles/Higos	Leche Orgánica (no
Zanahorias	Uvas	pasteurizada)
Coliflor	Toronja	Agua Mineral
Apio	Lima	Agua Alcalina Antioxidante
Acelga	Melón miel	Té Verde
Chlorella	Melón Valenciano	Té de Hierbas
Hojas verdes	Nectarina	Té de Diente de León
Pepino	Naranja	Té de Ginseng
Berenjena	Limón	Té Banchi
Col Rizada	Melocotón	Kornbucha
Kohlrabi	Pera	
Lechuga	Piña	ENDULZANTES
Hongos	Todas las moras	Stevia
Hojas verdes	Mandarina	
picantes	Jitomate	ESPECIAS/SAZONADORES
Dulce	Frutas tropicales	Canela
Diente de León	Sandía	Curry
Flores Comestibles	PROTEINA	Jengibre
Cebollas	Huevos	Mostaza
Chirivías (altos en	Proteina de Suero	Chile en Polvo
glicemia)	de Leche	Sal de Mar
Chícharos	Polvo	Miso
Pimientos	Queso Cottage	Tamari
Calabaza de Castilla		
Rutabaga		

Vegetales de Mar	Pechuga de Pollo	Todas las Hierbas
Espirulina	Yogurt	
Germinados	Almendras	VEGETALES ORIENTALES
Calabazas	Castañas	Maitake
Alfalfa	Tofu (fermentado)	Daikon
Pasto de Cebada	Semillas de Linaza	Raiz de Diente de Leon
Pasto de Trigo	Semillas de	Shitake
Hojas Verdes	Calabaza	Kombu
Silvestres	Tempeh	Reishi
Hierbamora	(fermentado)	Nori
Vegetales	Semillas de	Umeboshi
	Calabacines	Wakame
	Semillas de	Vegetales Marinos
	Girasol	
	Semillas	
	Germinadas de	
	Mijo	
	Nueces	

By: Loquepodemoshacer

Alimentos Ácidos

GRASAS Y ACEITES	NUECES Y MANTEQUILLAS	MEDICAMENTOS Y QUIMICOS
Aceite de aguacate	Nuez dela India	Medicamentos químicos
Aceite de Canola	Nuez del Brasil	Medicamentos medicinales
Aceite de Maíz	Cacahuates	Psicodélicos
Aceite de Semilla de Cañamo	Mantequilla de Cacahuate	Pesticidas
Aceite de Linaza	Nuez Cáscara de Papel	Herbicidas
Manteca	Tahini	
Aceite de Oliva	Nuez de Castilla	ALCOHOL
Aceite de Cártamo		Cerveza
Aceite de Ajonjolí		Licores Espirituosos
Aceite de Girasol	PROTEINA ANIMAL	Licores Fuertes
	Res	Vino
FRUTAS	Carpa	
Arándanos	Almejas	FRIJOLES Y LEGUMBRES
GRANOS	Pescados	Frijoles Negros
Panecillos de arroz	Cordero	Garbanzos
Panecillos de Trigo	Langosta	Chícharos
Amaranto	Mejillones	Habichuelas
Cebada	Ostiones	Lentejas
Trigo Sarraceno	Puerco	Habas
Maiz	Conejo	Frijoles Pintos
Avena	Salmón	Frijoles Rojos
Quinoa	Camarón	Frijol de Soya
Arroz (todo tipo)	Callo de Hacha	Leche de Soya
Centeno	Atún	Alubias
Escanda	Pavo	Leche de Arroz
Kamut	Venado	Leche de Almendra.
Trigo		
Harina de Semilla de Cañamo	PASTA (BLANCA)	
LACTEOS	Fideos	
Queso de Vaca	Macarrón	
Queso de Cabra	Espagueti	
Queso Procesado		
Queso de Oveja	OTROS	
Leche	Vinagre destilado	
Mantequilla	Germen de Trigo	
	Papas	

Ácidos buenos y Ácidos malos - ¿Cómo reconocerlos?

Entre los alimentos buenos tenemos las frutas cítricas, con un contenido de ácido cítrico y de vitamina C. Entre éstas tenemos la naranja, el limón y el pomelo. Estos son ácidos débiles que una vez metabolizados se mezclan con minerales, como el sodio, calcio y potasio y producen sales minerales.

Por otro lado, están los oxálicos, los cuales se encuentran en las acelgas y espinacas que disminuyen la absorción de calcio. Por ejemplo, el ácido benzoico, que está en las ciruelas, no es recomendado para la gota y el reumatismo.

Esto significa que podemos seguir ingiriendo estos alimentos, pero debemos mantener un consumo moderado si padecemos de alguna de estas condiciones médicas.

Finalmente, los ácidos que se encuentran en las carnes rojas, embutidos y lácteos unidos a la incorrecta eliminación de ácidos como el úrico, dan pie a dolencias como la artritis, la artrosis, el reumatismo, entre otras.

También tendrás problemas si eres completamente vegetariano y consumes en exceso huevos, quesos, legumbres, cereales refinados, café, té, chocolate, bebidas gaseosas y azúcar refinada. Por consiguiente, es bueno mantener un balance en los alimentos que comemos ya que el exceso de consumo en alguno de ellos puede afectar tu salud a corto y largo plazo.

Reconoce si tu cuerpo está sano o enfermo

Como lo mencioné anteriormente, la mejor manera para reconocer si tu cuerpo está sano o enfermo es comparándolo con el motor de un carro. Si te cuesta trabajo encenderlo, ponerlo en marcha o tienes temor que se detenga en cualquier momento, tu cuerpo está *ácido y oxidado*. Por otro lado, si lo enciendes rápidamente, los guías sin problemas y tienes la seguridad que te responderá en todo momento, entonces tu cuerpo está *alcalino y lubricado*.

Si mantenemos nuestro organismo con un pH de sangre por encima de 7, que es el equivalente a su estado natural, estarás protegido de enfermedades. Vas a propiciar un clima poco favorable para los virus y las bacterias.

Por el contrario, un cuerpo que está ácido y oxidado es un organismo predispuesto a enfermedades porque sus células, sangre y órganos vitales están expuestos a tóxicos en un ambiente dañino.

La pregunta es: ¿Quién determina el grado de alcalinidad o acidez de nuestro cuerpo? Los líquidos que interactúan con la sangre en el intercambio de elementos orgánicos. Tenemos que trabajar para que nuestro cuerpo esté alcalino y no ácido.

Consecuencias de tener un cuerpo ácido

Recuerda que la sangre debe permanecer alcalina lo cual se adquiere de los alimentos que ingerimos. Si los índices de acidez suben, el cuerpo reconocerá esta carencia y buscará los mecanismos necesarios para mantener el balance o equilibrio natural del organismo.

Existen muchos síntomas de acidez en el cuerpo que no se reconocen fácilmente o no están asociados a ella. Entre estos tenemos:

- Palidez, dolor de cabeza, dolores reumáticos, conjuntivitis y neuralgias.

- Depresión, nerviosismo, tristeza, irritabilidad, actividad intensa o excesiva.

- Sensibilidad de los dientes al contacto con alimentos fríos, calientes o ácidos, fragilidad y caries.

- Dolores y acidez estomacal, eructos ácidos, espasmos, gastritis y úlceras.

- Predisposición a las inflamaciones intestinales, ardor en el recto y estreñimiento.

- Cálculos renales, ardor e irritación en la vejiga y uretra y orina ácida

- Saliva ácida, encías inflamadas y sensibles, irritación de las amígdalas y faringitis, produciendo infecciones crónicas de las mucosas.

- Estrías, fragilidad y manchas blancas en las uñas.

- Calambres y espasmos, lumbago y tortícolis.

- Baja presión arterial, mala circulación y extrema sensibilidad al frío. Lo cual puede causar bronquitis, sinusitis, hemorragias, anemias, alergias, tos e irritación en la garganta.

- Sonido en las articulaciones, bloqueo de las vértebras, reumatismo, artrosis, artritis, ciáticas y hernia discal. Dificultad en el sellado y consolidación de las fracturas.

- Agotamiento de las glándulas, excepto por la tiroides, que tiene tendencia a acelerarse.

- Sensibilidad excesiva al dolor y al insomnio.

- Inflamación e infección de las vías genitales por los ácidos.

Combinación de alimentos, la clave para balancear tu salud

Muchas personas tienen un estilo de vida activo, hacen ejercicios y se alimentan saludablemente, pero padecen de muchas molestias en su cuerpo, como: problemas estomacales, inflamación, eructos ácidos, gastritis o úlceras.

Como lo menciona el Naturópata *Josep Masdeu* en su blog Naturopatamasdeu: *"Muchas veces nos curamos más por lo que sale de nuestro cuerpo, que por lo que entra en él"*. Dicho de otra forma, las selecciones incorrectas de los alimentos que ingerimos, provocarán que nuestro cuerpo se enferme. El problema es que lo hacemos por desconocimiento o por procrastinar. Al final del día o cuando estés mayor te darás cuenta de tus errores.

Las combinaciones de alimentos que debes hacer para evitar estos problemas de salud son:
- ✓ *No combines frutas y verduras en la misma comida.*
- ✓ *No comas postre después de una comida, porque se fermenta, genera gases y perturba el estómago. Es mejor comerlos solos, media tarde, con una infusión suave.*

Ejemplos de buenas combinaciones:

Proteína + verduras = carne o pescado con verduras.

Hidrato carbono + verduras = arroz o pasta con verduras.

Hidrato de carbono + grasa = pasta con aceite de oliva.

Ejemplos de malas combinaciones:

Proteína + proteína = carne y beber leche.

Proteína + hidrato carbono = carne con patatas, pasta con queso.

Hidrato de carbono + ácido = pasta con tomate frito.

Hidrato de carbono + azúcar = pan con mermelada o cereales con azúcar.

Grasa + proteína concentrada = carne con grasa, o mantequilla.

Proteínas + almidones = pan con queso, carne con patatas, pollo con arroz.

Recuerda:

La palabra clave es **el exceso** de malas combinaciones y hábitos dañinos son los que producen un alto grado de acidez en tu cuerpo.

Estrés Oxidativo, el Asesino Secreto

La mayoría de las personas se enfocan en el tema del pH solamente. Sin embargo, tenemos que profundizar más y estudiar el proceso de oxidación a nivel celular, el cual comienza con la respiración. Sé que es un tema un poco difícil pero es necesario que conozcamos cómo funciona nuestro cuerpo. No podemos continuar haciendo las cosas en ignorancia total. De esto es que se aprovechan las grandes empresas. Así que voy a hacer lo posible para que la información sea sencilla.

Al respirar inhalamos 20% de oxígeno. Este pasa de los pulmones a los glóbulos rojos en la sangre, donde es transportado a cada célula de nuestro cuerpo. De esta manera, el oxígeno brinda vitalidad a las células al crear la energía necesaria para que las células funcionen.

La oxidación es un proceso normal en nuestra vida diaria. Lo podemos observar, cuando partimos una manzana y es expuesta al aire. Luego de varios minutos cambiará su color blanco a color café. El proceso de oxidación crea radicales libres en nuestras células. Un radical libre (RL) es un átomo con un número impar de electrones o que tiene un electrón libre. Por lo tanto, los radicales libres son moléculas químicamente inestables producidas en pequeñas cantidades por el cuerpo.

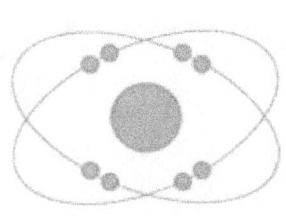

Átomo en buen estado

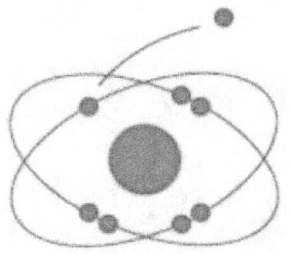

Átomo con perdida de electrón
se convierte en radical

El problema es cuando nuestro cuerpo produce más cantidad de lo normal y este exceso de especies radioactivas, colisiona y pelea con las moléculas robándoles el electrón que les hace falta. Cuando las células pierden su electrón, se desbalancean y se oxidan. Por consiguiente, los radicales libres aumentan sustancialmente y causan daños a las células.

Este proceso de oxidación celular está asociado a muchas condiciones crónico-degenerativas como: problemas cardiovasculares, oculares, lupus, obesidad, cáncer, artritis reumatoide, ateroesclerosis, Diabetes y Alzheimer. Te explico, cuando las células pierden su balance, se oxidan y se enferman. Este proceso produce *acidosis crónica*, lo cual va a afectar el sistema inmunológico causando inflamación celular crónica.

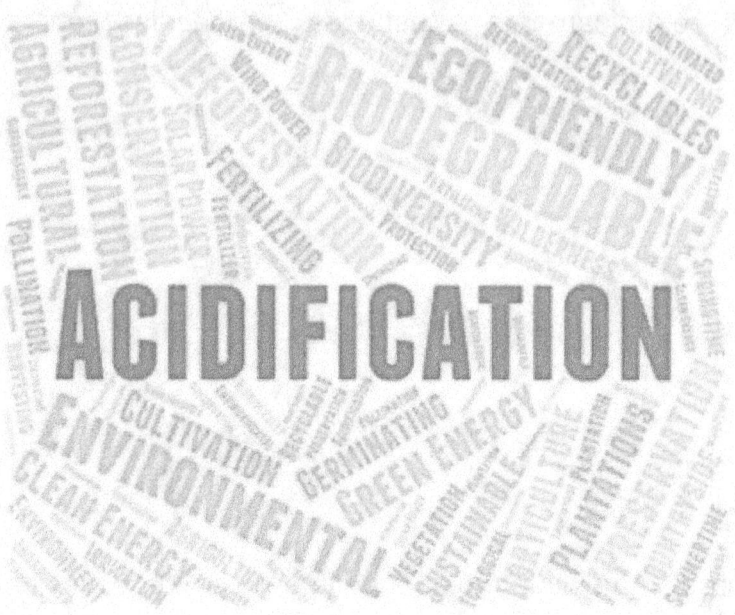

By: freedigitalphotos.net

De acuerdo al Time Magazine, en su artículo *"The Secret Killer"*, se encontró un vínculo entre la inflamación celular y ataques cardiacos, Cáncer, Alzheimer entre otras condiciones crónicas.

Como puedes ver estas condiciones degenerativas producidas por la acidez, son las causantes de tus dolores en las articulaciones. En otras palabras, la inflamación es un mecanismo de defensa que utiliza nuestro cuerpo para defenderse de los malvados radicales libres.

En condiciones normales la inflamación es un proceso natural del cuerpo, mediante el cual los tejidos se reparan rápidamente para seguir realizando sus funciones básicas. El problema es cuando el desbalance celular es permanente por el ataque constante al sistema inmunológico. Esto produce inflamación crónica porque los tejidos no pueden regenerarse o auto sanarse.

Causas del estrés oxidativo

El estrés oxidativo (EOx) establece la relación entre los radicales libres (RL) y los antioxidantes. Por lo tanto, el estrés oxidativo ocurre cuando hay un desequilibrio bioquímico en nuestras células debido a un aumento en la producción de los radicales libres y/o una disminución en los antioxidantes. Como puedes ver, el estrés oxidativo se genera a través de todos los procesos que realizamos diariamente como comer, dormir, respirar, hacer ejercicios

A largo plazo, este desbalance puede causar daños en los tejidos en nuestro cuerpo. Lo cual afecta la *homeostasis* del organismo por el daño que se produce a nivel celular. Para que lo puedas entender mejor, te explicaré que es homeostasis. Es la capacidad que tienen los seres vivos de mantener la condición interna estable para compensar los cambios a su alrededor mediante el intercambio de materia y energía, mejor conocido como <u>metabolismo</u>.

Entre las fuentes más comunes del estrés oxidativo tenemos:

- Exposición al aire contaminado. La inhalación de humo tóxico causa estrés oxidativo. Aquí vamos a encontrar el humo de las fábricas, los carros, camiones y el cigarrillo entre otros.

- Contaminación ambiental producida por aceites, petróleo aerosoles, químicos y otros desperdicios tóxicos.

- Radiación solar. La disminución de la capa de ozono permite que los rayos ultravioletas del sol sean más dañinos.

- Consumo excesivo de drogas y alcohol. Las prescripciones médicas, aunque te ayudan con algunas condiciones tienen muchos efectos secundarios. Debes tener cuidado con el consumo excesivo de las mismas.

¿Cómo prevengo el estrés oxidativo?

Como lo mencioné anteriormente, la oxidación es un proceso normal y estamos expuestos a él todo el tiempo. Por lo tanto, tienes que crear mecanismos de defensa contra el estrés oxidativo y esto se logra creando nuevos hábitos que te permitan aumentar la producción de antioxidantes que van combatir a los radicales libres.

Entre los cambios que debes realizar para aumentar la producción de antioxidantes están:

• Mantener una dieta rica en antioxidantes, tales como frutas y vegetales. La mejor forma de lograrlo es consumiendo alimentos alcalinos y anti-inflamatorios. Esto se logra al consumir ingredientes ricos en vitaminas, enzimas, antioxidantes, flavonoides, fitonutrientes, minerales, proteínas, grasas saludables o carbohidratos complejos.

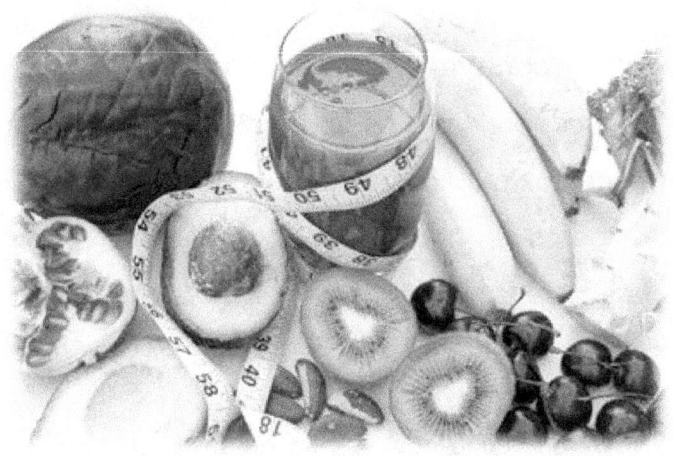

• Evita la exposición al humo del cigarrillo, esto incluye a los fumadores pasivos.

• Ejercítate con regularidad. Si eres una persona sedentaria, comienza caminando por unos 10 a 15 minutos diarios. Luego, incrementa la intensidad y la regularidad de tus caminatas. El ejercicio no solo te permite eliminar toxinas en el cuerpo, sino que te ayuda a fortalecer tu sistema inmunológico.

¿Cómo mido el pH de mi cuerpo?

Se pueden utilizar varios métodos para medir los niveles de pH en el cuerpo. Puedes usar tiras reactivas para analizar tu saliva y orina. También, puedes examinarte la sangre en un laboratorio. Aquí te explico brevemente como realizarte las pruebas de saliva y orina desde la comodidad de tu casa. De igual manera, te doy una guía de la prueba de laboratorio.

- **Tirillas reactivas para medir saliva**

Estas tirillas son económicas y se pueden conseguir en las farmacias, compañías de equipos médicos o centro naturistas. Sirven para medir tanto la saliva como la orina. De igual manera, puedes ir a un laboratorio para realizarte la prueba con un medidor de pH electroquímico.

La muestra de orina es más eficaz porque no tiene tantas variaciones como la saliva. Se recomienda realizar la prueba en la mañana y en ayunas para disminuir cualquier variable con los alimentos que ingieras en el desayuno. El procedimiento es sencillo, introduce la tirilla en el vaso con la orina y espera a los cambios en el color. El resultado debe estar ligeramente alcalino. Es decir, un pH de 7,2 o más. De igual manera, la medición de la saliva debe estar en 7,2 o más.

No importa el método que utilices de medición (tirillas o medidor), recuerda llevar una bitácora de tu nivel de pH en la mañana y luego durante el resto del día. Este conteo lo puedes repetir regularmente para verificar cambios y hacer los ajustes en tu alimentación y hábitos en tu rutina diaria. Para que el resultado sea lo más correcto posible, se recomienda hacer 3 pruebas en el día: la primera en ayunas, la segunda antes del almuerzo y la tercera antes de cenar.

Por ejemplo, si tu pH salió bajo, especialmente después de comer, significa que tu cuerpo tiene pocas reservas alcalinas. En otras palabras, tu cuerpo no tiene suficientes minerales para procesar los alimentos eficientemente y no está preparado para combatir a los terribles alimentos acidificantes. Por lo tanto, necesitas fortalecer tu sistema inmunológico con alimentos alcalinos para mantener el balance a nivel celular.

- **Análisis de Sangre Viva**

Si tú saliva u orina están ácidas es porque tienes estrés oxidativo. Una forma más eficaz de determinar nuestros niveles de pH es a través de una prueba de sangre en el laboratorio. El pH normal debe oscilar entre 7,35 a 7,45. La mayoría de las personas que viven en países desarrollados padecen de acidosis; determinada por nuestra alimentación, hábitos, salud emocional y contaminación a la cual estamos expuestos.

Si tus resultados en el pH de la sangre demuestran exceso de acidez, debes hacer unos ajustes inmediatos para alcalinizar tu cuerpo. La acidosis puede causar:

• Reducción de la capacidad de nuestras células y tejidos para auto repararse y poder evitar la inflamación crónica.

• Disminución de la capacidad de absorción de nutrientes esenciales, como minerales.

• Aumento en la tendencia a sufrir condiciones crónicas como el cáncer.

• Reducción de la capacidad del cuerpo de desintoxicarse de métales pesados.

Elementos claves para combatir la Acidez

La clave para tener una salud balanceada es manteniendo un equilibrio y brindarle a nuestro organismo los nutrientes que necesita. Es decir, promediar un pH de 7. Recuerda que un cuerpo alcalino es sinónimo de cuerpo sano. Por lo tanto, tenemos que trabajar para que esté alcalino y no ácido.

Sin embargo, para mantener un cuerpo alcalino necesitamos otros elementos claves aparte de la nutrición. Entre ellos tenemos: ejercicios, una limpieza intestinal o interior, tener un balance emocional y tomar suplementación.

Nutrición, ¡Tú salvavidas!

La nutrición es el proceso por el cual un organismo vivo asimila la comida, la utiliza para su crecimiento y logra cualquier reparación en su cuerpo.

Como lo menciono en mi libro _Resistencia vs Cardio: Rompe el mito para adelgazar:_ "*Muchos problemas de salud se pueden prevenir o aliviar con una dieta o alimentación balanceada. La misma debe consistir de tres elementos:*

Macronutrientes: *Se necesitan en grandes cantidades (carbohidratos, proteínas y grasas)*

Micronutrientes: *Se necesitan en pequeñas cantidades (vitaminas y minerales)*

Agua: *Tu salvavidas para evitar que te ahogues en los residuos acumulados en tu cuerpo por la mala alimentación.*

No olvides que todo lo que comemos y bebemos afecta nuestro metabolismo. Lo ideal es que puedas ingerir más alimentos alcalinizantes -ricos en potasio, magnesio y/o calcio- para que el cuerpo no tenga que robarles los minerales a otras áreas para poder alcalinizar la sangre.

La clave para conseguir energía y enfoque

The 2008 Physical Activity Guidelines for Americans, recomienda unas guías basadas en evidencia científica para todas las personas:

✓ Adultos deben realizar 150 minutos a la semana de actividad en intensidad moderada. Por ejemplo, caminar a paso ligero para mejorar su salud y estado físico en general. Esta actividad puede reducir los riesgos de desarrollar enfermedades crónicas.

✓ Si el adulto excede los 300 minutos a la semana de actividad de intensidad moderada o 150 minutos a la semana de actividad de intensidad vigorosa, obtendrá mejores beneficios en su salud.

En el libro *Resistencia vs Cardio: Rompe el mito para adelgazar* explico la importante de realizar actividades físicas o ejercicio moderado: *"Si no tienes tiempo para realizar la actividad física mínima recomendada de 150 minutos a la semana (30 minutos, 5 veces a la semana), puedes dividir la actividad e ir incrementando. Por ejemplo: comienza con 10 minutos, continúa con 20 minutos hasta que alcances los 150 minutos a la semana."*

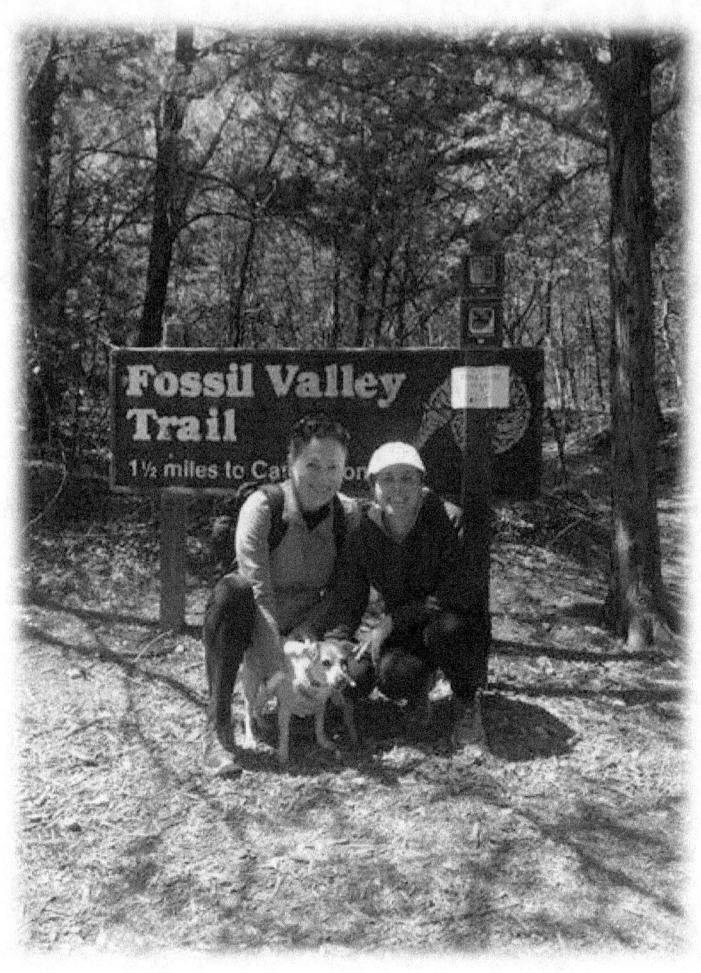

Mira el siguiente vídeo del *"New England Journal of Medicine"* para que veas el peligro de una mala alimentación y la falta de ejercicio.

¡IMPRESIONANTE! Es increíble cómo los malos hábitos alimenticios que tenemos desde niños pueden causar enfermedades crónicas y hasta la muerte a personas jóvenes.

El ejercicio físico tiene muchos beneficios ocultos que te ayudarán a mantener un cuerpo sano o alcalino. Si quieres conocer todos los beneficios, haz clic al link del libro *Resistencia Vs Cardio.* Te doy un resumen lo que el ejercicio hace en ti:

✓ Ayuda a que la hormona supresora del apetito, la leptina, funcione mejor. Por lo tanto, esta le enviará un mensaje a la mente que estás lleno y necesitas dejar de comer.

✓ Disminuye el nivel de la hormona ghrelina, que aumenta el apetito. Como resultado, cuando tengas hambre comerás más comidas saludables en vez de comidas chatarras o "comfort food".

✓ Aumenta el nivel de oxígeno en tu cuerpo. Recuerda que las células necesitan oxígeno para realizar sus funciones básicas, como metabolizar los alimentos y eliminar toxinas a través de la oxidación.

✓ Controla la ansiedad por las azúcares y aumenta los niveles de dopamina en el cerebro.

✓ Permite a tu cuerpo utilizar los nutrientes de manera más eficiente. En otras palabras, al hacer ejercicios y alimentarte bien, las células del cuerpo pueden tener una mayor capacidad de asimilar los nutrientes. Lo cual mejora el metabolismo y la eliminación de desechos tóxicos.

✓ Los ejercicios y la actividad física aumentan la cantidad de líquidos tóxicos que expulsas a través del sudor y de la orina. Para mantener un cuerpo sano o alcalino necesitas que tu sistema inmunológico esté fuerte para combatir a las bacterias u otros microorganismos.

✓ Con el ejercicio, los anticuerpos y los glóbulos blancos (que son los que participan en la defensa del cuerpo atacando a los virus y las infecciones) se mueven por el cuerpo a mayor velocidad.

✓ Alivia el estreñimiento. El agitado estilo de vida, los nervios y el estrés pueden ser causantes de problemas estomacales constantes. Esto se debe a malas digestiones, gases y demás molestias que dificultan la buena digestión de los alimentos.

✓ El ejercicio acelera el metabolismo provocando una digestión más rápida y un tránsito intestinal saludable. Por ejemplo, una caminata o unos ejercicios abdominales ayudarán al movimiento intestinal.

Un secreto para activar tu metabolismo

Al conservar una buena nutrición y realizar actividades físicas el cuerpo mantendrá un metabolismo activo. Cuando nuestro cuerpo está trabajando, el proceso de eliminación de deshechos es automático. Recuerda el ejemplo del motor del carro; si le das buen mantenimiento, le cambias el aceite y el filtro periódicamente, tendrás la garantía que siempre va a correr.

El problema se presenta cuando comenzamos a comer y beber lo que **no debemos**. Como resultado, nuestro organismo empieza a tener dificultad para deshacerse de todas las toxinas que causan acidez y oxidación.

En resumen, si no te alimentas bien, no tienes hábitos de nutrición adecuados, no haces ejercicios o actividades físicas, tienes un estilo de vida con mucho estrés, no duermes lo suficientes.

¡Necesitas una limpieza interior urgente!

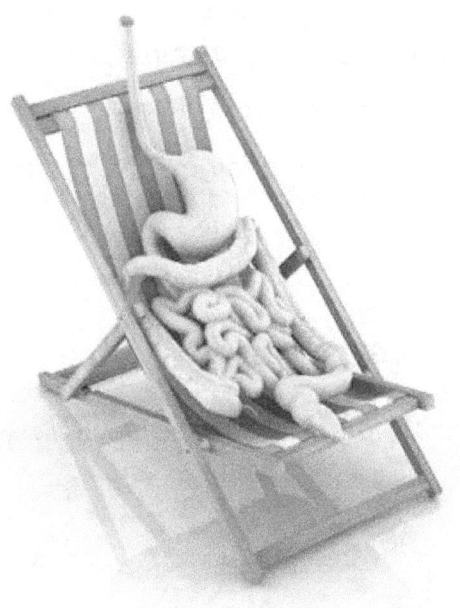

Por otro lado, factores como la contaminación ambiental y el agua que utilizamos para bañarnos, preparar los alimentos y para beber como también los químicos que contienen los alimentos, el uso de microondas para preparar las comidas, entre otros factores, afectan nuestro sistema inmunológico. Así que, es necesario que te realices una *limpieza interior periódica.*

Imagínate, una persona que tiene una alimentación inadecuada y no bebe suficiente agua, padecerá de problemas digestivos como lo es el estreñimiento. El exceso de residuos tóxicos en el organismo comenzará a oxidar las células y el cuerpo desarrollará condiciones crónicas. Consecuentemente, es necesaria una buena limpieza interior o intestinal.

En un artículo de mi blog *Vivir Simple y Saludable,* explico la importancia de una limpieza interior o intestinal. Te invito a que leas el artículo *"Parásitos y los beneficios de una Limpieza Intestinal"* para que conozcas cómo puedes prevenir muchas condiciones de salud.

Mente sana, cuerpo sano

La Organización Mundial de la Salud (OMS) define el término salud, como: *"Un estado de completo bienestar físico, mental y social, y no solamente la ausencia de afecciones o enfermedades".* En otras palabras *"Mente sana, cuerpo sano."*

Hoy en día, con el estilo de vida moderno tan ocupado, nos vemos rodeados de factores que están fuera de nuestro control. La forma en que reaccionemos a las situaciones será crucial para saber cuál es el grado de estrés que colocaremos en nuestro cuerpo.

Sé lo que estás pensando, ¡La vida no es perfecta, créeme!

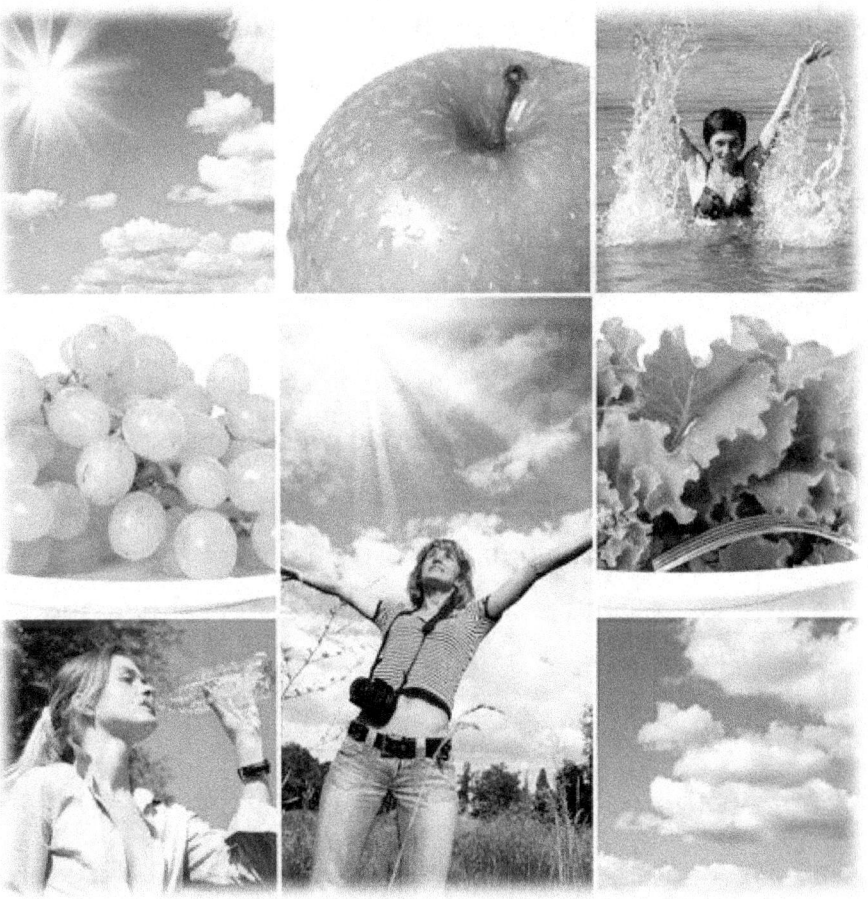

Siempre vamos a tener momentos de retos que producirán desequilibrio emocional en nuestro organismo. Lo importante es asimilarlos, buscar la parte positiva de lo sucedido, ver qué aprendiste de esa experiencia y pasar la página rápidamente.

Muchas personas pasan horas, días, toda una vida lamentándose de cosas que le pasaron desde niños, llegan a viejos y continúan con el dolor emocional. La clave de vivir la vida a plenitud es vivir el momento *PRESENTE*. El pasado no existe y no podemos cambiarlo. El futuro lo construimos con las elecciones que hagamos *AHORA*.

La mejor forma para lograr un balance o equilibrio en tu salud es buscar actividades que te gusten, como Yoga, Pilates, correr bicicleta, viajar, ir al cine, leer un buen libro, caminar por la playa o ir a un concierto. Si estás trabajando, hazlo en algo que te apasione para que puedas desarrollar tu máximo potencial como ser humano.

Recuerda que la mayor satisfacción no es el dinero sino las experiencias vividas con nuestros seres queridos.

Los suplementos aportan los nutrientes esenciales

La mayoría de los adultos en los Estados Unidos toman uno o más suplementos dietéticos todos los días u ocasionalmente. Los suplementos dietéticos incluyen vitaminas, minerales, hierbas y sustancias botánicas, aminoácidos, enzimas y muchos otros productos.

Si eres de las personas que no consume una buena cantidad de alimentos nutritivos, algunos suplementos dietéticos podrían ayudarte a obtener las cantidades adecuadas de los nutrientes esenciales.

¡RECUERDA!

✓ *Los suplementos no pueden reemplazar la variedad de alimentos que son esenciales en una dieta saludable.*

✓ *No consumas suplementos dietéticos como reemplazo de medicamentos recetados o en combinación con ellos, a menos que sea aprobado por tu médico.*

✓ *No ingieras suplementos dietéticos para tratar un problema de salud que ya tengas diagnosticado, a menos que sea aprobado por tu médico.*

✓ *Es recomendable visitar a tu médico para hacerte un examen y verificar que suplementos necesitas.*

✓ *"Natural" no te garantiza que es 100% "seguro". Existen diversos factores que van a afectar la calidad de los suplementos dietéticos, como su composición química, su efecto en el cuerpo, su proceso de elaboración y la dosis utilizada.*

Algunos suplementos pueden aumentar el riesgo de hemorragias. Si se toman antes o después de una operación quirúrgica, podrían influir en la reacción a la anestesia. Por otro lado, algunas hierbas, como la consuelda y la kava pueden causar daños al hígado.

Para que veas la importancia de la calidad de los suplementos dietéticos, lee esta noticia sobre *"La orden de cese y desista a Wal-Mart, Walgreens y GNC de vender productos adulterados."*

Evalúa estos factores antes de consumir un suplemento dietético:

✓ *¿Cuáles son los posibles beneficios para la salud al tomar este suplemento?*
✓ *¿En qué podría beneficiarme si lo tomo?*
✓ *¿Es seguro este producto?*
✓ *¿Cuál es la dosis adecuada para mí?*
✓ *¿Cómo, cuándo y cuánto tiempo debo tomarlo?*

¡Nuevamente, no me mal interpretes! Yo personalmente prefiero los productos naturales. Los suplementos dietéticos son una excelente alternativa para mejorar tu salud y prevenir posibles condiciones.

La clave, es consultar con un profesional sobre las deficiencias que tienes, alergias y condiciones preexistentes para saber cuáles suplementos debes consumir. Luego busca los sitios que vendan esos suplementos dietéticos en forma segura para tu salud.

Recuerda, que un cuerpo sano o alcalino está preparado para defenderse de los terribles oxidantes o químicos que están a nuestro alrededor, incluyendo los suplementos que tomamos.

¡No hay excusas! Détox y Balance, Agenda del Día

Con el estilo de vida actual caracterizado por la falta de tiempo, nos vemos obligados a comer constantemente en la calle y con frecuencia, saltar las comidas. Además, el medio ambiente, la comida y el agua contienen microorganismos que se acumulan dentro de nuestro cuerpo, causando deterioro en el sistema inmunológico y son los causantes del desarrollo de enfermedades crónicas.

En otras palabras, cuando estamos expuestos a factores externos que atacan el sistema inmunológico, el cuerpo comenzará a oxidarse, aumentando el pH de la sangre a un nivel ácido. Cuando esto sucede, lo más recomendable es comenzar un proceso de desintoxicación periódicamente. Si esto no es posible, considera desintoxicarte regularme con alimentos que incorpores en tus comidas.

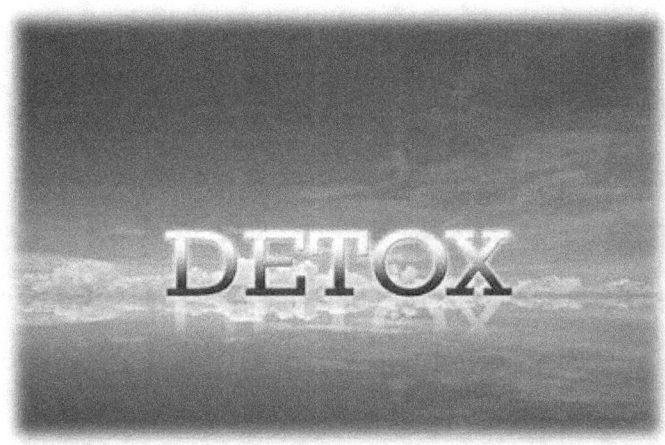

Tu cuerpo, hónralo y purifícalo

En mi artículo *Desintoxicantes Naturales* explico la importancia de incluir en tu dieta diaria alimentos que te nutran y limpien las toxinas y bacterias acumuladas en tu cuerpo.

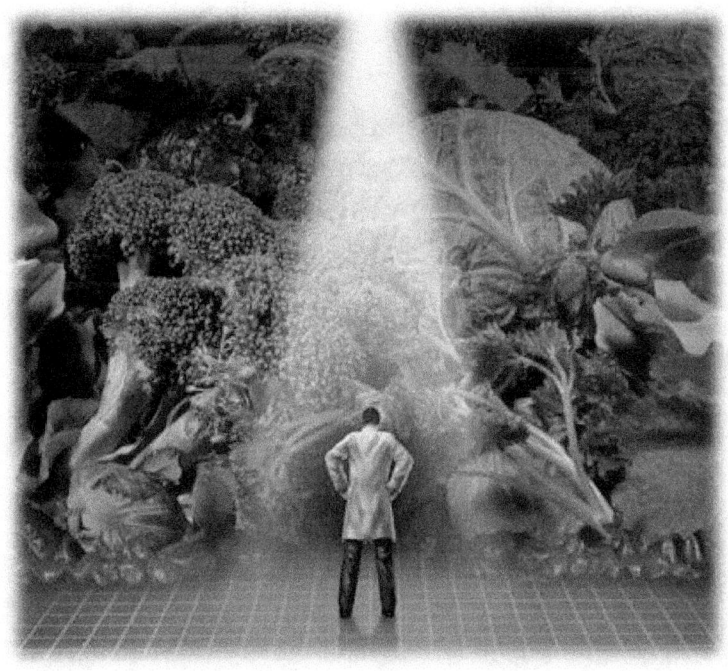

¡Esta información que te presento no es nueva! Por años se ha reconocido la relación entre la nutrición y el sistema inmunológico. El Dr. Vincent Giampapa en su libro *"The Anti-Aging Solution"* explica como la obesidad y el sobrepeso son el factor más importante en cuán rápido envejeces y sufres de condiciones relacionadas con la edad.

En otras palabras, cuando mantenemos una buena nutrición, nuestro sistema inmunológico trabaja en perfectas condiciones porque está libre de toxinas que oxidan nuestras células y convierten el pH de la sangre en ácido.

Como ves, existe una relación entre una alimentación "Anti-Aging" o antienvejecimiento y la pérdida de peso. Claro, hay personas delgadas con padecimientos severos. Es decir, entre más alcalino y sano estamos, nuestro cuerpo trabajará mejor, metabolizando los alimentos y manteniendo un peso estable.

¿Ahora entiendes por qué muchas personas engordan y comienzan a padecer de muchas condiciones crónicas? Te lo explico de una forma más clara:

Si no te alimentas bien, tu cuerpo se oxida. Como resultado, tu sistema inmunológico se oxida, propiciando el aumento de toxinas que desarrollan enfermedades que pueden ser mortales para tu salud.

10 reglas para planear tus comidas:

• Come selectivamente. No comas por comer lo primero que tengas frente a ti. Siempre lleva contigo "snacks" o meriendas saludables que puedas comer mientras esperas por tu almuerzo o cena.

• Come cantidades pequeñas de comidas nutritivas con mayor frecuencia. ¡No comas con prisa! Lo ideal es tres comidas balanceadas y tres meriendas saludables para mantener el metabolismo activo.

• Escoge granos enteros en vez de carbohidratos refinados o blancos.

• En tu plato enfatiza la proteína y concéntrate en todas las variedades posibles de vegetales. En mi libro *Resistencia Vs Cardio,* explico los elementos para un plato nutritivo.

- Come la comida con proteína primera, seguida de los vegetales sin almidón (dale prioridad a los vegetales verdes) y finalmente los carbohidratos.

- Toma suficiente agua "entre comidas" en vez de "con la comida". Cuando comes el cuerpo tiene que metabolizar o descomponer los alimentos en partículas pequeñas que el organismo pueda digerir. Si tomas agua le estás facilitando el trabajo y no vas a quemar las calorías necesarias para mantener tu peso ideal, entre otros beneficios.

- Si tomas bebidas alcohólicas, hazlo con las comidas y en moderación.

- Selecciona frutas y vegetales de la temporada con los colores más intensos.

- Utiliza solamente aceites de alta calidad. Te recomiendo aceites monoinsaturadas, como aceite de oliva, semilla de uva y "peanut" o maní.

- Come tus comidas con regularidad en un ambiente libre de estrés. Cuando comes sin interrupciones, puedes concentrarte en los alimentos que ingieres, saborearlos y sentir placer. Por lo tanto, vas a comer más despacio y tendrás una sensación de llenura más rápido. Como resultado, comerás menos cantidad de comida y reducirás los niveles de estrés.

Tu casa, tu templo, desintoxícala

Muchas veces nos enfocamos en limpiar y restaurar nuestro cuerpo y nos olvidamos de hacer lo mismo con nuestro hogar. Remover las toxinas en nuestra casa es indispensable porque viven y duermen con nosotros. Las respiramos y las absorbemos por nuestros poros constantemente. Recuerda que limpio no es sinónimo de químico o desinfectado.

Existen miles de opciones para limpiar y desinfectar nuestra casa, oficina, carro, jardín o cualquier espacio donde nos encontramos. Por lo tanto, cada producto que seleccionemos para limpiar va a impactar directamente nuestro metabolismo, bienestar y salud.

Aquí tienes varias sugerencias para remover toxinas a tu alrededor:

- **Productos de limpieza para el hogar** - Remueve todos los productos de limpieza que contengan amonio y petróleo. Reemplázalos por productos biodegradables, sin amonio 100% naturales. Otra opción es limpiar con vinagre blanco, "baking soda" o bicarbonato de sodio, jugo de limón y peróxido de hidrógeno.

- **Desodorantes** – Remueve productos que contengan aluminio y en aerosol. Utiliza productos elaborados con "baking soda" o bicarbonato de sodio. Recuerda que los productos en aerosol destruyen la capa de ozono.

- **Productos de limpieza para tu mascota y las plantas** - Remueve todos los productos que contengan químicos. Puedes reemplazarlos por productos 100% naturales, orgánicos y biodegradables.

- **Filtros para limpiar** – Al barrer utiliza productos que absorban o encapsulen el polvo, si barres levantas las partículas y ensucias más tu casa. Utiliza filtros HEPA.

- **Vela aromáticas o de olor** – Verifica los ingredientes de las velas. Algunas contienen *benceno (carcinógeno - puede producir cáncer)*. Es preferible seleccionar velas con cera de abeja.

- **Jabones desinfectantes** – Algunos contienen *triclosán (agente antibacteriano y fungicida presente en muchos productos de higiene personal que afecta el funcionamiento del sistema endocrino, la función muscular, en particular la cardíaca)*. Busca ingredientes naturales.

- **Moho o humedad** – Mantén la casa con buena ventilación, iluminación y limpia. El crecimiento de moho puede causar condiciones respiratorias, dolor de gargantas y otro tipo de irritaciones.

Recuerda que al limpiar con productos que contienen químicos, especialmente en espacios cerrados, tu cuerpo va a absorber la mayoría de las toxinas mientras limpias. En especial, si te gusta la química y decides hacer bombas mezclando diferentes productos para limpiar la bañera o la cocina. *¿Te suena familiar?*

Plan de acción para evitar la tentación

Las personas no planean fracasar, sino que fracasan por no planear. Si estás aún conmigo leyendo este libro es porque quieres un cambio genuino en tu estilo de vida. Te tengo **dos noticias**; la primera es que tienes que tener disciplina y consistencia para lograr resultados reales. La segunda, es que si sigues los consejos que te menciono en este libro, alcanzarás cambios permanentes en tu vida.

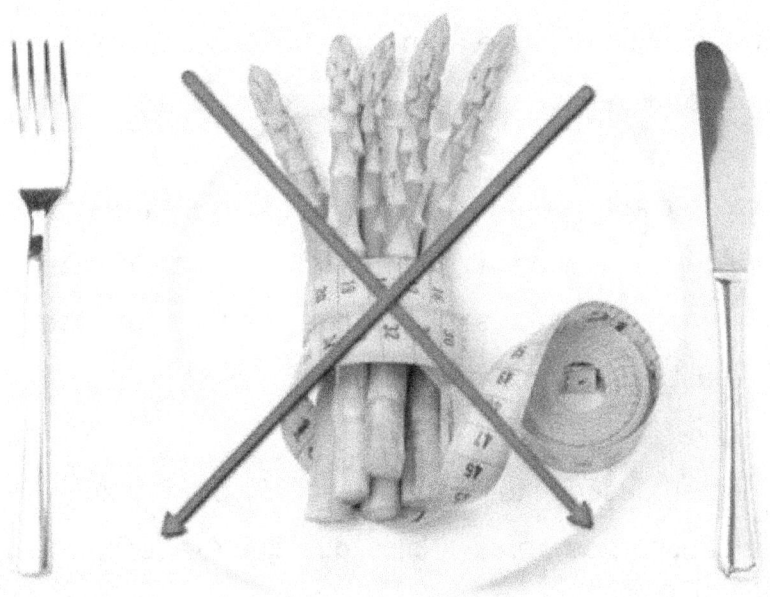

No hay trucos, dietas milagrosas, programas de ejercicios extremistas o privaciones de actividades que te apasionan. Es crear cambios pequeños y permanentes que se conviertan en hábitos. Cuando llegas a ese nivel, tu mente subconsciente te pide realizarlos automáticamente.

"Eso se logra cuando elevas tus estándares de vida."

Cuando *"Lo que podrías hacer"* se convierten en *"Lo que debes hacer"*

Un ejemplo es cuando pones en práctica mejorar tu estado físico; ya no vas a pensar si sales a caminar, practicar una actividad o deporte al aire, comer más saludable, bajar el estrés o dormir más. Lo haces en automático porque tu mente subconsciente actuará por ti y te lo disfrutarás al máximo.

Lleva un diario y toma control de tu salud. Agarra un lápiz y una libreta para que anotes todo lo que metes en tu boca: comida y bebida. De esta manera, podrás saber dónde estás y los cambios que necesitas realizar para alcanzar tus metas.

Lo primero, escribe tu meta. Se específico (a); si es perder peso, escribe la cantidad de libras o kilos que quieres rebajar. Si quieres tonificar y reducir grasa, especifica las áreas y la cantidad. Si quieres aumentar "stamina" o vitalidad y agilidad, anótala. No importa la meta, escríbela. La razón es sencilla, cuando anotas las cosas en un papel las vas a recordar y tu mente subconsciente las asimilará mejor.

Segundo, vas a incorporar cambios en tu rutina diaria. Si eres una persona sedentaria o simplemente tienes poco o ningún hábito de hacer ejercicios o actividades al aire libre, comienza moderadamente y luego vas aumentando la intensidad y la frecuencia. Por ejemplo, comienza caminando 10 – 15 minutos alrededor de tu casa de 2 a 3 veces por semana y luego vas aumentando el tiempo y el número de días si te es posible.

Tercero, mantén disciplina pero con flexibilidad. Lo importante es la calidad, no la cantidad. Es aquí donde la mayoría de las personas fracasan y abandonan la carrera en la segunda o tercera semana.

¡Te explico! Comienzas el primer día con emoción y cómo estás entusiasmado (a), te vas para el gimnasio, estás una hora y terminas con la lengua de lado. Luego vas a tu casa y durante el día decides tomarte una batida o "shake" por la mañana, para el almuerzo comes ensalada solamente y por la noche te tomas otra batida o te vas de cereal, una comida congelada o un pequeño sándwich. Al día siguiente, te levantas con todo el cuerpo adolorido por el ejercicio y con un hambre que te comes el refrigerador completo.

Como resultado, te sientes de mal genio, cansado (a) y sin energías. Entonces, te comes todo lo que encuentras en la nevera y en la oficina. Al final del día, tus familiares y amigos te preguntan: ¿Cómo va la dieta? Y tú con esta cara de perro les contestas: ¡Eso no sirve, yo hice todo lo que tenía que hacer y no funciona!

¿Te suena conocida esta historia?

El problema es querer arreglar una situación que llevas experimentando por años y pretender resolverla en unos días o semanas. Así que comienza lento pero _consistente_.

✓ **_Incorpora movimientos lentos y permanentes_** - Recuerda "quick fixes" no trabajan. La idea es relajarte, bajar la ansiedad, el estrés y enseñarle a tu cuerpo a disfrutar del ejercicio o la actividad física que prefieras. Por ejemplo: caminar, ejercicios de estiramiento, yoga, bicicleta, Pilates, etc.

✓ **Busca variedad en la comida** - Aumenta el consumo de frutas y vegetales en tus comidas y meriendas. Muchas personas me dicen: "Berenice, a mí no me gustan los vegetales." ¡La razón es sencilla! No saben cómo prepararlos. Incorpora "seasonings" o condimentos al cocinarlos. Si tú comes el pollo o la carne con condimentos, lo mismo debes hacer con los vegetales. ¡Evita los suplementos **en exceso**! Las batidas son buenas para una comida al día, pero deben ser un estilo de vida o reemplazo de comidas permanentes. No abuses de ellas.

✓ **¡Recuerda tu salvavidas, el AGUA!** - *Aumenta el consumo de agua. Toma por lo menos 8 vasos al día. ¡Cuando digo agua es agua! No refrescos, jugos, bebidas energizantes, licor u otras bebidas mezcladas con agua. No te engañes.*

✓ **Separa tiempo para comer** - *Muchas personas comen de pie mientras trabajan. Otros comen viendo televisión, leyendo el periódico, el celular o la computadora. Algunos prefieren trabajar, saltan la comida y al final del día se comen todo el refrigerador o todo lo agrandado que tenga el menú del restaurante. ¡Haz de tu comida un ritual! ¿Sabías que, en muchos países de Europa y Latinoamérica las personas tienen dos horas para almorzar?*

Independientemente del tiempo que dispongas, lo importante es la calidad. Saca tiempo para comer lentamente, disfrutar la comida conscientemente, sentir los sabores en tu boca mientras los masticas y digieres. Recuerda que al masticar más lento vas a aumentar la sensación de llenura y vas a disminuir la ansiedad por comer más. Además, el proceso de metabolizar que tiene el cuerpo será mejor porque los ingredientes estarán más triturados y la digestión será mejor.

✓ **Controla las porciones** – *En los últimos 20 años la porción de los alimentos ha aumentado en muchos países. Por lo tanto, es importante, reducir las porciones y aumentar la frecuencia de las comidas. Por ejemplo, 2 "slices" o pedazos de pizza de pepperoni antes eras 500 calorías, ahora son 850 calorías (aumento en el* tamaño). En vez de comer dos comidas enormes al día, en especial antes de acostarte, ingiere tres comidas balanceadas (desayuno, almuerzo y cena) y dos "snacks" o meriendas, _si sientes_ hambre entre las comidas.

✓ **Limpia los gabinetes de la cocina y expulsa la comida "junk food" o comida chatarra -** Este tipo de comida está en todos lados: estaciones de gasolina, supermercados, colmados, en los "vending machine" o máquinas dispensadoras. El secreto es mantenerla alejada de ti porque al tener un bajón de papitas fritas, chocolate chips o dulces, vas a pensarlo dos veces en vestirte y salir a la calle para comprarlos.

De igual manera, compra meriendas saludables como pretzels, frutas, nueces bajas en sal, pop-corn, vegetales. Si te gustan los carbohidratos como a mí, selecciona "whole grains" o granos enteros. Si te fascinan los dulces, escoge "dark chocolate" o chocolate oscuro en vez de dulces con leche o "milk chocolate". Entre más oscuro es el chocolate, más saludable ya que está en la forma natural de la cocoa. Otra excelente opción es el "greek plain yogurt" o yogur griego sin sabor. Puedes prepararlo con frutas frescas o granola con un poco de miel de abejas. Además de ser riquísimo, es una excelente fuente de proteínas.

✓ **¡Muévete! -** Si trabajas en un área donde utilizas el carro para transportarte, déjalo estacionado lejos de la entrada. Si es un edificio, sube las escaleras en vez de tomar el ascensor. A la hora del almuerzo camina por la oficina, no te quedes pegado (a) a la silla del escritorio. Después de trabajar, camino un rato por tu casa. Si tienes mascotas, camina con ellos, con tus hijos, familiares o amigos. Recuerda esta ecuación: **"El peso del cuerpo es la diferencia de las calorías ingeridas y las calorías quemadas**.

En mi artículo *¿Cómo funciona la energía de tu cuerpo?,* explico lo que debes hacer para mantenerte en forma.

✓   **¡Recompénsate el fin de semana!** - Recuerda que no es una dieta, es un estilo de vida. Por lo tanto, tu mente tiene que verlo así. Te voy a dar mi ejemplo. Durante la semana, Floribel y yo comemos saludable y aplicamos todos los pasos que te menciono aquí. El viernes o sábado por la tarde, es nuestro momento de recompensa. Compramos una botella de vino tinto y cenamos algo que nos gusta, puede ser una pizza, pasta, postre, entre otras opciones. De esta forma, nos recompensamos por el trabajo de la semana. Cualquiera que sea el momento que elijas, disfrútalo para que tu mente se sienta bien y vea tu nuevo estilo de vida como algo bueno y no una privación o castigo.

✓   **¡Olvídate de la pesa o báscula!** - La mejor forma de monitorear tu meta es viéndote frente al espejo y verificando cómo te queda la ropa. ¿Sabías que al adelgazar correctamente, pierdes grasa y aumentas fibra muscular? Por lo tanto, vas a aumentar de peso y a reducir pulgadas. Esto se debe a que el músculo pesó más que la grasa pero requiere menos espacio. Si quieres saber más de cómo adelgazar y tonificar, lee mi libro *"Resistencia Vs Cardio"* que está disponible en Amazon.

✓ **Tómate una copita de vino - ¡No la botella!** Está científicamente comprobado que una copa de vino tinto con las comidas ayuda a bajar el estrés, la ansiedad y la depresión. Además, los nutrientes son una gran fuente de antioxidantes que ayudan al sistema inmunológico, reduciendo la presión sanguínea, el colesterol malo, los niveles de azúcar entre otros beneficios. Para obtener estos resultados se recomienda tomarlo con comidas y en forma moderada.

En Conclusión,
¿Cuáles son tus opciones?

Como puedes ver la industria del control de peso y de la salud tienen todo un andamiaje para mantenerte enfermo. Las estadísticas lo confirman, pero las personas están enajenadas de la realidad, caminando como *zombies* detrás de toda la maquinaria publicitaria que promueven dietas milagrosas y programas radicales para perder peso.

Actualmente, con el ajetreo de la rutina diaria apenas tenemos tiempo de preparar nuestros alimentos. En la mayoría de las veces no desayunamos y terminamos comiendo lo primero que encontramos camino al trabajo. La forma en que desayunamos va a marcar el resto de nuestro día. Esta ecuación es sin contar lo que almorzamos y cenamos en los restaurantes y negocios de comida rápida.

Factores como el estrés, las comidas y bebidas procesadas, el sedentarismo y la mala nutrición afectan a nuestro organismo. El problema es que el daño es lento y silencioso. Pasan los años y no nos damos cuenta que estamos matando despacito nuestro cuerpo.

Muchas personas piensan que esos desajustes en la alimentación no tienen consecuencias a largo plazo. Por el contrario, estamos dándole vida a nuestro asesino silencioso, "la inflamación", causada por la acidez celular que desarrolla todas las condiciones crónico-degenerativas que tenemos hoy en nuestra sociedad.

Parte de la naturaleza de los seres humanos es buscar "quick fixes" o cambios rápidos con la ley del menor esfuerzo para resolver estos problemas. Desafortunadamente, las dietas, las pastillas, el exceso de medicamentos y los programas radicales no son la respuesta. Si realmente, quieres cambiar, tienes que enrollarte las mangas, tener disciplina con flexibilidad para crear nuevos hábitos. Recuerda, los pequeños cambios te encaminan poco a poco a cambiar tu estilo de vida. Si no haces este cambio a nivel mental no tendrás resultados a largo plazo.

Por otro lado, cuando no logramos los resultados que queremos es fácil encontrar culpables. Constantemente, escuchamos persona diciendo: "No es mi culpa el ser latino, haber nacido en tal país, ser pobre o haber crecido comiendo esta cosas...", "No puedo alimentarme bien porque en mi familia no me enseñaron a.....Además, yo no tengo dinero y comer saludable cuesta más", "Yo no como saludable porque todo eso sabe malo, no tiene sabor y es bien aburrido", bla, bla, bla.

¿HAZ PENSADO O DICHO ESTAS EXPRESIONES?

La respuesta es: *¡NO HAY EXCUSAS!* Nosotros no tenemos control del medio ambiente donde nacemos y nos criamos. Tampoco podemos cambiar toda una cultura. Sin embargo, tenemos la herramienta más grande para hacer cosas grandes en nuestra vida y es el **poder de elegir**. Tú puedes cambiar todo lo que quieras desde el momento que te canses de estar donde estás y quieras hacer algo nuevo. Esto se logra subiendo tus estándares de vida y rodeándote de personas que estén a tu mismo nivel o un nivel más alto que el tuyo.

En otras palabras, personas que te reten y empoderen a lograr cosas más grandes. En mi libro *Resistencia vs Cardio*, explico cómo trabajar con tu mente para lograr cambios reales. Una vez lo adquieras ve al capítulo *"Entrenando tu mente"*.

Este libro te da las herramientas y el conocimiento para balancear tu cuerpo y mantenerlo alerta contra los malvados radicales libres. Lo próximo que debes hacer es crear un plan de acción. Toma nuevamente un lápiz y un papel y repasa estos elementos:

✓ Mide el pH de tu cuerpo para saber dónde estás. A base de tus resultados, haz los ajustes necesarios. Si tu pH está alcalino, ¡felicidades! Mantente en forma, con una nutrición saludable y realizando actividades que te apasionen para lograr el bienestar mental, físico y espiritual.

✓ Si tu pH está ácido, tienes que tomar acción inmediatamente.

✓ Establece tus metas a corto, mediano y largo plazo. Esto es importante porque te ayuda a crear hábitos permanentes.

✓ Haz una bitácora de todos los alimentos y bebidas que ingieres diariamente.

✓ Identifica los alimentos y bebidas que te están causando acidez y retíralos de tu alimentación.

✓ Desintoxícate de forma natural para que tu cuerpo pueda auto sanarse y restaurarse nuevamente.

✓ Limpia tu refrigerador y tu cocina de productos que causan daño.

✓ Incorpora en tu alimentación el consumo de frutas y vegetales para balancear tu cuerpo rápidamente.

✓ Crea un círculo de apoyo. Busca en tu trabajo, familiares, vecinos o amigos que estén dispuestos a apoyarte en esta nueva aventura.

✓ Incorpora ejercicios y/o actividades al aire libre que te ayuden a desintoxicar, energizar y lograr "stamina" o vitalidad.

✓ Gratifícate por los cambios realizados. Selecciona un día, una comida y disfruta lo que más te gusta comer por una hora. Así tu mente no percibirá los cambios como sacrificios.

✓ Descansa y duerme. Está científicamente comprobado que el dormir reduce el estrés y ayuda a la regeneración mientras duermes.

✓ Bebe mucha AGUA. *¡Cuando digo Agua es Agua!* No refresco, café, alcohol, bebidas energizantes o jugos.

✓ Saca tiempo para comer. Hazlo lentamente y disfruta cada bocado sin realizar otra actividad. Disfruta el AHORA.

✓ Aumenta la frecuencia de las comidas (6 veces al día, incluyendo meriendas de ser necesario) y disminuye las porciones.

✓ Toma suplementos naturales de ser necesario. Consulta con tu médico, mediante un análisis de sangre sabrás que vitaminas y minerales necesitas para balancear tu cuerpo.

No olvides que tú *"por qué"* tiene que ser claro, específico y que sea una razón de peso. Debes mantenerte firme cuando las personas se burlen de ti por lo que estás comiendo o por las actividades que estás realizando. Esta actitud te ayudará también a enfrentar las tentaciones en la oficina, con tus conocidos, en los sitios que visitas o simplemente cuando vas de compra al supermercado.

Recuerda que los hábitos se establecen con una rutina constante para que tu cuerpo y tu mente se adapten a ellos. Una vez están grabados en tu subconsciente, tu cuerpo te los pedirá automáticamente. Al comienzo te costará un poco más porque tu cuerpo no está acostumbrado, pero después los podrás realizar fácilmente.

Make it Happen!

Berenice Suárez

Otros Libros

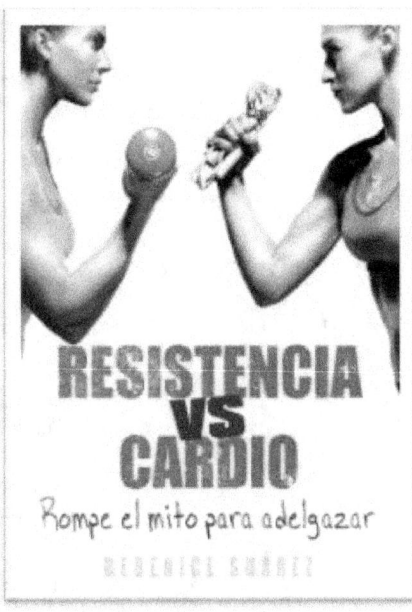

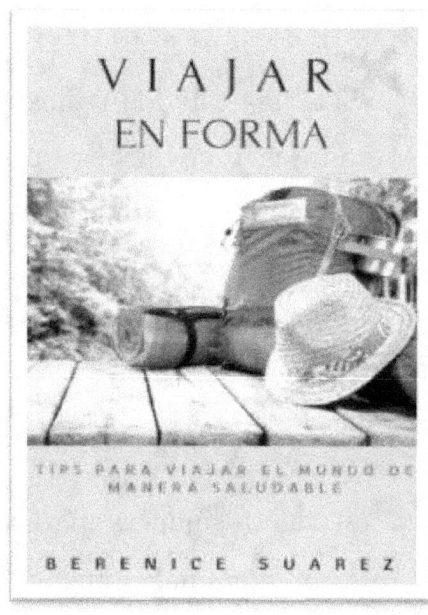

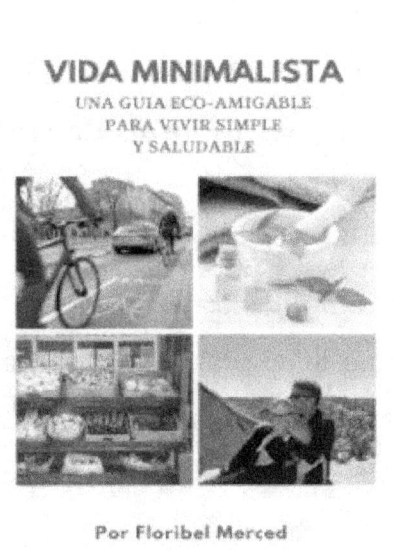

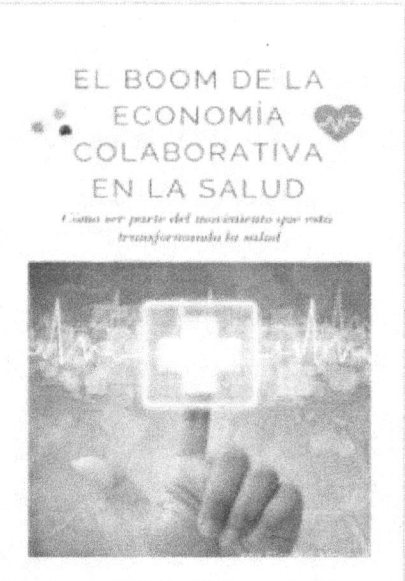

<u>¡Haz clic aquí o al libro para leer más!</u>

¿Me puedes ayudar?

Si te ha gustado mi libro y te ha sido de ayuda, ¿Podrías tomarte tres minutos y enviarnos un comentario sencillo sobre este libro a nuestro email: _bereyflori@gmail.com_? ¡Espero que sea uno bueno! En serio, solo quiero tu sinceridad. _Esto es un gran favor para mi. Con tu respuesta me ayudas a mejorar los contenidos y tutoriales par un futuro._

Si además, quieres aparecer en la página de venta del libro, adjunta en tu email una imagen tuya y confírmanos que tenemos permiso para publicar tu testimonio. Colocaremos tus comentarios en la página y si tienes un blog o fan page, enlazaré tu web (no olvides enviarme el link) para enviarte algo de tráfico. Esto te ayudará también a llevarte algunas visitas extras de los que deseen visitarte. **Es nuestra forma de crear comunidad y agradecer tu compra.**

Para que el testimonio sea realmente útil céntrate en dar datos objetivos y muy concretos: lo que aprendiste, lo que vas a hacer ahora y a quién le recomendarías este libro. Por favor, sé 100% sincero.
Envía tu información a _bereyflori@gmail.com_

Nuevamente, ¡Mil gracias!
Berenice Suárez

Referencias

Clark, M., Sutton, B. G., & Lucett, S. (2014). NASM essentials of personal fitness training (Fourth ed.). Burlington, MA: Jones & Bartlett Learning.

Cómo conseguir un cuerpo alcalino. (n.d.). Recuperado mayo 18, 2016, de http://www.efesalud.com/noticias/como-conseguir-un-cuerpo-alcalino/

De la Puerta, Dra. (n.d.). Alcalinidad, el pH la llave de la salud. Recuperado mayo 18, 2016, de http://www.elcuerpo.es/alcalinidad-llave-de-la-salud/

Diaz, C., & Bark, S. (n.d.). The body book: The law of hunger, the science of strength, and other ways to love your amazing body.

Fawkes, G. (n.d.). Manten tu cuerpo alcalino, y no sólo mantendrás tu salud! Recuperado mayo 18, 2016, de https://loquepodemoshacer.wordpress.com/2010/10/24/manten-tu-cuerpo-alcalino-y-no-solo-mantendras-tu-salud/

Giampapa, V. C., Pero, R. W., & Zimmerman, M. (2004). The anti-aging solution: 5 simple steps to looking and feeling young. Hoboken, NJ: J. Wiley.

Guiliano, M. (2005). French women don't get fat. New York: Knopf.

Masdeu Brufal, J. (n.d.). Cómo Combinar los Alimentos para tener Buena Salud. Recuperado mayo 18, 2016, de http://www.naturopatamasdeu.com/como-combinar-los-alimentos-para-tener-buena-salud/

Michaels, J., & Aalst, M. V. (2009). Master your metabolism: The 3 diet secrets to naturally balancing your hormones for a hot and healthy body! New York: Crown.

Pérez, C. (n.d.). El pH de la sangre: Qué es y valores normales. Recuperado mayo 18, 2016, de http://www.natursan.net/el-ph-de-la-sangre/

Redacción de Webconsultas. (n.d.). La Dieta Mediterránea. Recuperado mayo 18, 2016, de http://www.webconsultas.com/dieta-y-nutricion/dieta-equilibrada/la-dieta-mediterranea-6217

Suárez, B. (2015, julio 19). Resistencia vs Cardio: Rompe el mito para adelgazar (Spanish Edition) Kindle Edition. Recuperado de http://amzn.to/1Qz5FsR

Suárez, B. (2015, diciembre 21). Viajar en Forma: Tips para viajar el mundo de manera saludable (Spanish Edition) Kindle Edition. Recuperado de http://amzn.to/1qhgpAY

www.ingramcontent.com/pod-product-compliance
Lightning Source LLC
Chambersburg PA
CBHW071218280526
45787CB00002B/723